协和专家揭秘
人体与健康

章静波　钱晓菁　主编
(北京协和医学院专家)

U0264792

 化学工业出版社
·北京·

图书在版编目（CIP）数据

协和专家揭秘：人体与健康/章静波，钱晓菁主编．
北京：化学工业出版社，2017.4
ISBN 978-7-122-29053-3

Ⅰ．①协…　Ⅱ．①章…②钱…　Ⅲ．①人体-普及
读物②保健-普及读物　Ⅳ．①R32-49②R161-49

中国版本图书馆CIP数据核字（2017）第026983号

责任编辑：傅四周　　　　　　　　　　　装帧设计：王晓宇
责任校对：王素芹

出版发行：化学工业出版社（北京市东城区青年湖南街13号　邮政编码100011）
印　　装：三河市延风印装有限公司
710mm×1000mm　1/16　印张10　字数148千字　2017年5月北京第1版第1次印刷

购书咨询：010-64518888（传真：010-64519686）　　售后服务：010-64518899
网　　址：http://www.cip.com.cn
凡购买本书，如有缺损质量问题，本社销售中心负责调换。

定　　价：29.80元　　　　　　　　　　　　　　　版权所有　违者必究

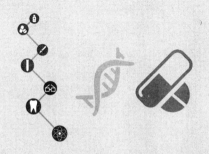

编者名单

（按姓名拼音顺序排列）

刘　伟	北京协和医学院人体解剖与组织胚胎学系
刘雅萍	北京协和医学院遗传学系
钱晓菁	北京协和医学院人体解剖与组织胚胎学系
仇文颖	北京协和医学院人体解剖与组织胚胎学系
申新华	北京协和医学院人体解剖与组织胚胎学系
王　涛	北京协和医学院人体解剖与组织胚胎学系
曾武威	北京协和医学院《基础医学与临床》编辑部
章静波	北京协和医学院细胞生物学系

序言

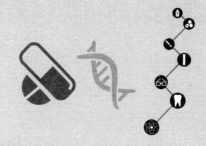

　　北京协和医学院医学小品文选集即将付梓，我很高兴为之作序。据我所知，以小品文形式传播医学与生物学知识，并集锦成册出版，这在我国或许是头一回，是一件十分值得庆幸的事。

　　该书出版很有意义。第一，随着物质生活的提高，人们普遍十分重视自身的健康，希望获得很多更深层次的医学知识。然而，医学知识有如浩瀚的海洋，很难畅游其间。该书一定程度上起着领航作用。它选出你自身或他人身边的、令你迷茫的生命与医学现象，以现代医学科学知识予以解释，让你领略生命与医学中的神奇事件，在增进你医学与生物学知识的同时，无形中授予你科学思维的方式，提高你的科学素养。第二，该书对于我们医学院校的老师，包括基础医学与临床医学的老师的教学或许有点借鉴作用，即如何能让我们的教学更加形象、更加生动、更加引人入胜，从而提高我们的教学质量，以及激发学生们学习与钻研医学的兴趣。

　　最后，我十分赞赏我们的老师们，他（她）们是一群有创意、有责任心的辛勤园丁，他们在完成教学与科研工作之余，挥毫创作，积极从事医学科普宣传教育，而且我个人认为，该文集是迄今为止有关医学与文学结合的一件力作。于此我向他（她）们表示敬意。

刘德培

中国工程院院士
前北京协和医学院院校长

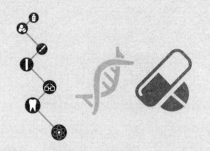

　　我们是一群北京协和医学院的老师，从教十余年或数十载，深深感到"解惑"之不易。授课之余，学生们常常提出一些"千奇百怪"又与现实生活息息相关的问题。其实这也难怪，生命现象或是医学问题本来就是十分复杂而令人着迷的。迄今，我们对某些现象也是知其然不知其所以然。生命或是医学问题绝不像酸加碱生成盐和水那样"单纯"与明确。所以医学院校即使学制长如我们协和医学院达8年之久，似乎仍需要更多课余时间，运用更多技巧对某些教学内容予以简明又深入、形象而浅出的解答，方可为学生理解与接受。有鉴于此，我们决定要编点课余阅读材料，一方面激发学生的学习兴趣，另一方面或许对于非从事医学的人们有点普及医学科普知识的作用。

　　医学是一个极为广阔的领域，既包括临床医学又包括基础医学，即便是基础医学也至少包含30多个学科，每一学科都有不少令人着迷的课题，然而我们只是某一学科的教师，专业知识的局限性决定了我们所写内容不可能面面俱到。

　　毋庸讳言，我们只是专业学科的教师，不是科普作家，更不是文学工作者。因此，如何撰写医学科普或是医学小品文，对我们来说是个挑战。我们只能在实践中求索，在困难中行进。我们所写的文章或许不尽人意，但用一句聊以自慰的话说"我们已经尽力了"。

　　最后，由于本书是由众多老师所撰写，各人的风格，写法不尽一致，有的开宗明义，单刀直入，以简朴的语言阐明复杂的人体组织结构与功能作用。有的则乐于运用形象的比喻，将难以理解的事物转化为易于明了的过程；有的则以医学知识为基础，分析疾病的由来与可能的预后；总的目标是介绍医学知识，倡导科学思维，激起读者对学习与了解医学与生命现象的兴趣。若能达到这些目的，或者仅仅起着一点小小的激发作用，我们便感到十分欣慰。

　　最后，我们对化学工业出版社对出版我们作品的支持，表示由衷的感谢。因为我们确实不知，人们是否对我们这样的作品有一点点的兴趣。

编　者

于北京协和医学院教学楼

2017年1月

目录 CONTENTS

1 第1章   **Page**

生命释疑   1

"龙生龙、凤生凤"的奥秘   2

滴血认亲与亲子鉴定   5

骡子为什么没有后代   7

表观遗传学：DNA并不能一手遮天   11

蝌蚪的尾巴为什么不见了   13

2 第2章   **Page**

人体探秘   16

皮肤为什么会晒黑   17

"脂"老虎   19

大粗腿和小细腿的故事   23

大长腿长成记   26

早晨晚上身高一样吗   28

钢筋铁骨   32

血液为什么是红色的   35

血型的故事   38

出血以后的那些事   42

体内阵容强大的隐形战斗部队   45

他为什么喷嚏连连   49

眼观六路   51

耳听八方   55

闻香识人	57
五味俱全	60
头晕目眩	62
"祖传秘方"——挠挠	63
"老马"何以识途	66
宰相肚里能撑船	68
饭后跑步会得阑尾炎吗	70
膀胱会被憋炸吗	71
男女未必一看便了然	74

3 第3章
疾病由来

Page 77

试管婴儿真的是在试管长大的吗	78
哪吒真有原型吗	81
嘴唇为什么会裂成两瓣	84
"小老头"的奥秘	86
烧心是怎么回事	90
肾脏不干活了怎么办	92
糖尿病的那点儿事	95
美丽却令人烦恼的器官——乳腺	97
安吉丽娜·朱莉为何切除乳房	101
耳朵流脓与耳聋	104
他的手为什么一直在颤抖	105

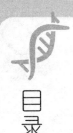

目录 CONTENTS

老年痴呆　　　　　　　　　　　　　　108

致命的神秘病毒——埃博拉病毒　　　111

瘰疬为何物　　　　　　　　　　　　114

神秘的疯牛病　　　　　　　　　　　116

21世纪的"旧宿新仇"　　　　　　　118

4　第4章　　　　　　　　　　　Page
医学三国　　　　　　　　　　　**120**

曹操之死与脑瘤　　　　　　　　　　121

刘备之死　　　　　　　　　　　　　122

诸葛亮何疾而终　　　　　　　　　　124

关云长与乌头　　　　　　　　　　　125

从张飞之死说开去　　　　　　　　　127

老黄忠不该太逞强　　　　　　　　　128

姜维胆大如斗析　　　　　　　　　　130

周瑜夭亡论猝死　　　　　　　　　　132

吕蒙之死谈卒中　　　　　　　　　　133

诸葛亮为何能骂死王朗　　　　　　　134

司马师目下黑瘤今析　　　　　　　　135

附录　　　　　　　　　　　　　Page
诺贝尔生理学或医学奖简介（2009—2016）　　**137**

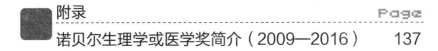

第 1 章
生命释疑

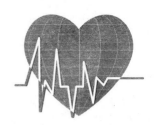

Chapter 01

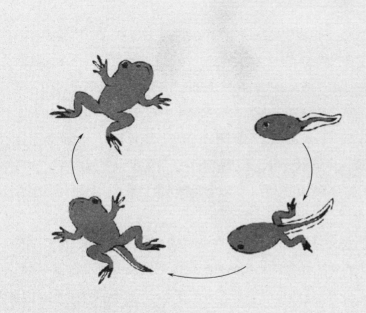

"龙生龙、凤生凤"的奥秘

俗语有"龙生龙、凤生凤，老鼠的儿子会打洞"的说法。这句话里即体现了"遗传"的基本概念。

生物的亲代与子代之间存在相似和/或不相似的现象。生物与非生物的本质区别之一在于生物体能进行自我复制，从而构成生命的连续系统。遗传就是子代在这个连续系统中重复亲代的特性和特征（性状）的现象，其实质是由于亲代所产生的配子，带给子代按亲代性状进行发育的遗传物质——基因。相同的基因规定着生物体发育相同的性状，于是表现为遗传，体现了生物界的稳定性。

但这种稳定性是相对的，因为基因在世代延绵的长期发展过程中，难免会在此时或彼时发生结构的改变。结构改变了的基因使生物体出现不同于改变前的性状，科学家称之为变异（可遗传变异）。可遗传变异使遗传有了新的内容，也使生物的漫长生命连续系统得以持续的发展、进化。没有遗传，不可能保持性状和物种的相对稳定性；没有变异，不会产生新的性状，也就不可能有物种的进化和新品种的选育。

遗传（heredity）就是将表型性状从亲代传递给子代。在这一过程中，子细胞或有机体获得了亲代细胞或有机体的性状。通过遗传的过程，个体所表现出的变异可以累积并且通过特定表型的自然选择而引起一些物种的进化。

例如，新生儿的诞生往往在亲朋好友的祝福声中被评判："哇，真是太像妈妈了！"或者"仔细一看跟爸爸也很像啊。"这种"亲代相传"的现象正是上述遗传现象的体现。再具体一点，人类眼睛的颜色就是一个遗传性状的例子：一个人父母之一如果是棕色眼睛，那这个人就可能会继承这一性状而获得棕色眼睛。

遗传获得的性状是由基因控制的，称为基因型（genotype）。一整套可观察到的结构和行为的性状统称为表型（phenotype）。表型是由基因型与环境相

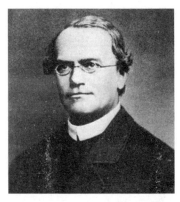

图1.1 孟德尔（Gregor Johann Mendel）（1822—1884，奥地利）遗传学的奠基人，"现代遗传学之父"

互作用下而产生的。不是所有的表型都是可遗传的。例如，太阳照射造成的棕色肤色就是一个人的表型与环境相互作用的结果。所以，这种肤色并不会从父母传给子女。但是，一些人比另一些人更容易被太阳晒黑，这是由他们的基因型决定的。

基因传递的理论最早来自于奥地利修道士孟德尔（图1.1）的一系列豌豆实验研究。通过这些实验，孟德尔首次发现了遗传规律。他的工作在当时没有得到认可，直到1901年才被重新认识，并被认为是生物学上最具影响力的伟大业绩之一，而孟德尔也因此被誉为"遗传之父"。

小贴士 TIPS

◉ 遗传三大定律

（一）基因的分离定律

基因的分离定律是遗传学的三大定律之一，由奥地利遗传学家孟德尔经豌豆杂交实验发现。其内容为：具有相对性状的亲本 P_1（纯种高茎；含基因对DD）和 P_2（纯种矮茎；含基因对dd）产生的子代第一代仅表现 P_1 的性状（杂种高茎；含基因对Dd）；子代第二代既有 P_1 的也有 P_2 的性状，并且出现 P_1 与 P_2 性状的比例为3：1，即高茎（包括纯种和杂种）：矮茎（纯种）的比例为3：1（图1.2）。

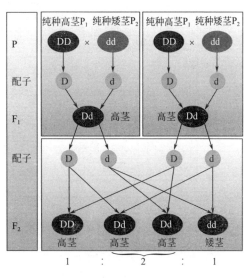

图1.2 基因的分离定律

具有相对性状的亲本 P_1 和 P_2 产生的子代第一代仅表现 P_1 的性状；子代第二代既有 P_1 的也有 P_2 的性状，并且出现 P_1 与 P_2 性状的比例为3：1，即高茎：矮茎的比例为3：1

孟德尔把在杂种子代第一代（即F_1）显现出来的性状叫作显性性状，没有显现的叫作隐性性状。

杂种子代第二代（即F_2）开始出现不同性状叫作性状的分离，两种性状的数目的比例叫作分离比。

（二）基因的自由组合定律

基因的自由组合定律是遗传学的三大定律之一，由奥地利遗传学家孟德尔经豌豆杂交实验发现。

其内容为：非同源染色体上的决定不同对性状的基因在形成配子时等位基因分离，不同对基因（非等位基因）之间互不干扰，独立组合。孟德尔在做两对相对性状的杂交实验时发现，基因分离比为9：3：3：1（图1.3）。

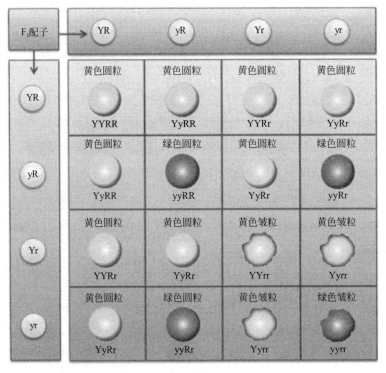

图1.3 基因的自由组合定律

黄色圆粒：绿色圆粒：黄色皱粒：绿色皱粒＝9：3：3：1

决定豌豆黄（图中浅色）、绿（图中深色）和圆、皱的两对基因位于不同染色体上，在形成配子时等位基因分离，控制黄绿性状的基因和圆皱性状的基因之间互不干扰，独立组合。这两对相对性状最终的比例为9：3：3：1

这一结果表明，它是由两对基因分别由基因的分离定律独自分离的比例3：1产生的。在真核生物中，自由组合在第一次减数分裂时发生。

（三）基因的连锁与互换规律

基因的连锁与互换规律是遗传学的三大定律之一。1909年美国遗传家摩尔根及其学生在孟德尔定律基础上，利用果蝇进行的杂交实验，揭示了位于同源染色体上不同位点的两对以上等位基因的遗传规律，即著名的连锁与互换规律。

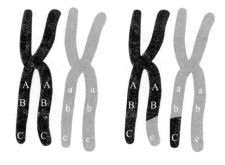

图1.4 减数分裂时同源染色体之间遗传物质的连锁交换

在生殖细胞形成过程中，位于同一染色体上的基因是连锁在一起，作为一个单位进行传递，如图中AB、ab总是连锁在一起传递。在生殖细胞形成时，一对同源染色体上的不同对等位基因之间可以发生交换，如图中Bc、bC就是互换之后形成的新组合

其基本内容是：在生殖细胞形成过程中，位于同一染色体上的基因是连锁在一起，作为一个单位进行传递，称为连锁律。在生殖细胞形成时，一对同源染色体上的不同对等位基因之间可以发生交换，称为交换律或互换律（图1.4）。

连锁和互换是生物界的普遍现象，也是造成生物多样性的重要原因之一。一般而言，两对等位基因相距越远，发生交换的机会越大，即交换率越高；反之，相距越近，交换率越低。

（刘雅萍）

滴血认亲与亲子鉴定 ▧

在古装电视剧中，我们可能会看到以下场景：将小孩子的血与大人的血液放在一起，如果能融在一起，就是父母亲生的，否则就不是亲生的。这就是古代的"滴血认亲"。这种方法曾在中国宋代的法医著作里记载过。已经证实这种方法没有科学依据，亲子关系的血液不一定能融合，而非亲子关系的血也有可能融合。

那么现代是如何实现亲子鉴定的呢？亲子鉴定的科学依据是什么？下面从遗传学的角度来回答这些问题。

亲子鉴定是指利用生物学和遗传学的理论和技术，从子代和亲代的形态构造或生理功能方面的相似特点，分析遗传特征，从而判断父母与子女之间是否存在亲生关系。亲子鉴定的方法包括ABO血型系统分型、蛋白质和酶学分析、人类白细胞抗原（HLA）分析，以及DNA亲子鉴定。前三种老方法依然在使用中，最常用的是DNA亲子鉴定。

DNA亲子鉴定是指利用遗传指纹（genetic fingerprinting）来决定两个个体是否具有亲子关系。这种通过遗传学检测进行亲子关系鉴定的方法是现代最先进、最准确的决定亲缘关系的技术。判定亲子关系的理论依据是孟德尔遗传的分离律：在配子细胞形成时（减数分裂），位于同源染色体上成对的等位基因彼此分离，分别进入配子细胞，使配子细胞成为单倍体。精、卵细胞受精形成受精卵重新成为二倍体，由此发育成子代细胞中的两个基因组，一个来自于母亲，一个来自于父亲；因此同对的等位基因也是一个来自于母亲，一个来自于父亲。

利用DNA进行亲子鉴定时，一般选取十几至几十个DNA位点作检测。在大多数的情况下，母、子关系是已知的，要求鉴定假设父亲和孩子是否亲子关系。此时首先对比母、子基因型，找到与母亲相同的一个等位基因（生母基因），则另一个就应与父亲相同（生父基因）。然后观察假设父亲的基因型，如果不具有生父基因，则在该位点可排除假设父与孩子的亲子关系。若假设父亲也具有生父基因，结果就不能排除假设父的亲子关系（图1.5）。以此类推，比对所有选定的DNA位点，如果全部位点均显示假设父亲具有生父基因，则可以确定假设父亲与孩子的亲子关系；如果有3个以上的位点不符合，则可排除亲子关系。如图1.5所示，前三个位点F_1均不符合，则排除F_1与C的亲子关系；如果有一两个位点不同，则应考虑基因突变的可能，这时需加做一些位点的检测进行辨别。DNA亲子鉴定，否定亲子关系的准确率近100%，肯定亲子关系的准确率可达到99.99%。

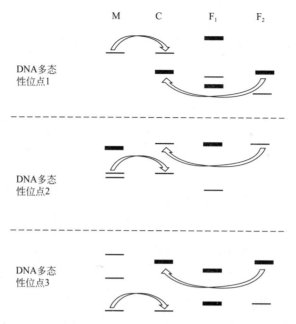

图1.5　4个待测DNA样品在3个DNA多态性位点上的等位基因
组成的长度不等的带型（即DNA指纹）模式图

M：母亲；C：孩子；F₁：假设父亲1；F₂：假设父亲2。带方向的箭头表示孩子条带的来源。带型图显示3个位点F₁与C的带型均不符合，因此可以排除F₁与C的亲子关系

实施DNA亲子鉴定可取材于人的血液、毛发、唾液、口腔细胞及骨头等组织，十分方便。这种方法主要使用聚合酶链反应（PCR）和限制片段长度多态性（RFLP）来实现。

（刘雅萍）

骡子为什么没有后代

小朋友在农村看到一些正在拉车驾辕的牲口，会兴奋地大叫"马，马，大马"，但仔细观察一下，你会发现它们虽然个头和马差不多，可耳朵明显比马长，脖子和尾巴上的毛却又比马短。这些牲口其实并不是马，而是骡子，或更

严格点叫马骡，是公驴和母马人工繁育产生的后代。如果由公马和母驴配对，产下的幼崽则被称为驴骡。与它们的双亲相比，马骡力量大、耐力好、不易生病、适应性强，是农村田间劳作的一把好手。驴骡体形偏小，也可以参加田间劳作。驴骡和马骡拥有一个共同的弱点，基本不能自然繁育。那么骡子为什么不能自然产生后代呢？

这是因为骡子的父母——驴和马，虽然在分类学上都属于哺乳纲奇蹄目马科，但分别隶属于驴属和马属，也就是说它们是两个不同的物种。马和驴细胞中的染色体数目并不相同，马有32对、64条染色体，而驴只有31对、62条染色体。也就是说驴和马虽然是亲戚，但只能算远房表亲。而当驴和马杂交时，其后代骡子分别从驴父/母亲获得31条染色体，从马母/父亲获得32条染色体，细胞中共有63条染色体，不成对。这种情况在自然条件下是见不到的。

自然界中动物体内的细胞分为2类：一类是与繁殖下一代有关的、位于性腺中的生殖细胞；另一类是体细胞，包括除生殖细胞外的体内所有细胞，构成身体的绝大部分。生殖细胞有4类，但染色体数目只有3种类型。精子和卵子为单倍体细胞（只有一套染色体），精/卵原细胞和次级精/卵母细胞的染色体的数目是一样的，是有两套染色体的二倍体，初级精/卵母细胞是四倍体（染色体为四套）。所有体细胞的染色体倍数都是二倍。这是因为自然条件下动物都是由精子和卵子受精以后形成的。精子和卵子各自携带了一套来自父亲或者母方的染色体。当精子、卵子结合形成受精卵后，再由受精卵通过增殖、分裂、分化发育成一个新个体，因此新个体的每一个体细胞都含有两套染色体。一套染色体中的每条染色体的长短、大小、所含基因序列都不相同，人们根据一定规则将这套染色体从1开始按顺序编号。人的一套染色体有23条，所以最后的一条染色体称为23号染色体。两套染色体中的每对编号相同的染色体，其形态、大小也相同，被称为同源染色体，它们中的一套来自母亲，一套来自父亲。

在体细胞分裂即有丝分裂时，所有的染色体都要复制加倍，也就是所有的遗传物质都由一份变成了两份、由二倍体变成了四倍体，然后再一分为二平均分配至两个子细胞当中，子细胞依然是二倍体。而形成生殖细胞的减数分裂过程则比较特殊，简单地说就是进行了两次分裂，但复制只进行了一次，最终形成单倍体的精子或卵子。在减数分裂过程当中，先是二倍体的精/卵原细胞的所有染色体复制变成四倍体的初级精/卵母细胞。然后非常关键的一步，也是有丝分裂所没有的一步：初级精/卵母细胞中的同源染色体进行配对，即长得一样的一对染色体排列在一起，经过一系列复杂的变化后这对同源染色体各自分开，分别进入到两个子细胞中。这时的子细胞叫次级精/卵母细胞，只含有每对同源染色体当中的一条，但这整条染色体是经过复制的，所以整个细胞是二倍体的。它与普通的、不处于分裂期的二倍体体细胞的差别在于：体细胞含有成对的同源染色体，但每一条都是单体。二倍体的次级精/卵母细胞不复制直接分裂，最终形成了单倍体的精/卵子。

这个过程有点复杂，我们用麻将牌打个比方吧。我们拿麻将牌中的"二条"比作一个单倍体细胞（即只含有一套染色体的细胞，精子或卵子），那么它的一套染色体就只有两条，我们把上边的叫1号染色体，下边的叫2号染色体，如果用 n 表示一套染色体，则此时 $n=2$。体细胞含两套染色体，左侧的1号和2号染色体为一套，右侧的为另一套，是二倍体（ $2n=4$ ），即"四条"。有丝分裂时染色体复制一次，染色体数目加倍，每条染色体都由"Ⅰ"变成了"Ｖ"，"四条"变成了"八条"），然后呈"Ｖ"形的两条染色体分开，各自进入到新的细胞中，新细胞的染色体依然是"四条"。而在减数分裂过程中，二倍体的生殖细胞（精原细胞或卵原细胞相当于"四条"，复制后形成的初级精/卵母细胞相当于"八条"）第一次分裂的时候，相当于把麻将牌沿长轴一分为二，两侧的1号和2号染色体都以"Ｖ"的方式进入到新的次级精/卵母细胞中。而在第二次分裂的过程中，次级精/卵母细胞中的"Ｖ"形染色体一分为二，最终形成了单倍体的精/卵子，即"二条"（图1.6）。

同源染色体配对的过程在减数分裂中非常重要，而骡子的染色体由于分别来自于马和驴，它们的染色体大小和形态都不相同，因此很难正常配对，也就无法顺利完成减数分裂过程，形成正常的、单倍体的精子或卵子。有研究显示公骡的睾丸中确实没有成熟的精子存在。偶尔有报道称极少数母骡可以产仔。有人对其中一头可育母骡的染色体进行了研究，发现这头母骡的染色体与普通骡子的染色体不同。普通、不育骡子的细胞中染色体可以分辨出有32条与马

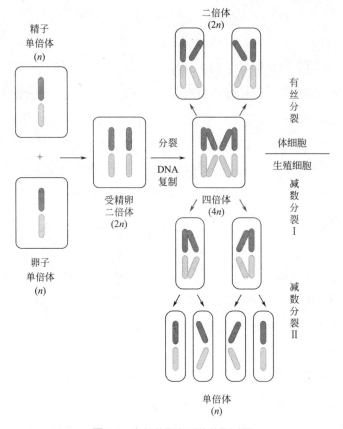

图1.6　有丝分裂和减数分裂过程

　　图中每个方框代表一个细胞，深色小棒代表1号染色体，浅色小棒代表2号染色体。只有一套染色体（即1号、2号染色体各只有一条）的为单倍体；当单倍体精子和卵子结合后会形成受精卵，它是二倍体的细胞（1号、2号色体各有两条，共2套），两套染色体一套来自母亲、一套来自父亲；之后二倍体的受精卵通过有丝分裂的方式（即DNA复制一次、细胞分裂一次）不断增殖，但始终保持体细胞染色体的倍数为二倍；而生殖细胞则通过减数分裂的方式（DNA复制一次、细胞分裂两次），最终形成单倍体的精子或卵子

的特征一致，另31条与驴的一致。而可育的骡子除个别染色体具有马或驴染色体的典型特征外，多数染色体已无法分辨出来源了，说明染色体已发生了改变，而可能正是这种改变使其有了后代。由于可育的骡子数量很少，相关研究就更加稀少了，因此上述骡子的可育机制是否普遍存在还有待于进一步研究。

　　这里我们顺便提及，在生物学中来自于驴和马交配形成的骡子叫作杂交动物，通常是人们由于某种需要繁殖出来的。有些杂交动物会因为它的一些优势，比如骡子吃苦耐劳、适用于田间耕作等，而被不断地繁殖出来。但这样的杂交动物其致命缺陷就是不育。杂种不育其实是动物界非常重要的保护机制——生物隔离的一种形式。生物隔离是指由于地理、季节、生态、生理等各方面的原因，使亲缘关系接近的类群之间在自然条件下不交配，或者交配不能产生后代，或不能产生可育性后代。通过这样的机制，才能保证物种的遗传稳定，每种动物都有它独特的、不变的遗传特征，才不至于物种越来越多，怪物满天飞，大自然这个造物主真是神奇啊！

（钱晓菁）

表观遗传学：DNA 并不能一手遮天

先给大家讲个科学实验。一种果蝇长有白色的眼睛，其基因组中存在编码白色眼睛这种性状的DNA序列。研究者将胚胎的环境温度从正常的25℃升高到37℃，长出的果蝇的眼睛变成了红色。再将这些红色眼睛的果蝇相互杂交，根据遗传规律，预期在正常25℃环境温度的孵育下，它们的下一代的眼睛将是白色的。但是研究者发现，虽然编码眼睛颜色性状的DNA序列仍与父母的一致，即仍为编码白色眼睛的DNA序列，但这些果蝇的眼睛部分是红色的！

如何解释以上现象呢？为何它与孟德尔的遗传定律相悖呢？这是否也与达尔文的进化论相悖呢？

科学家的研究证实以上现象既不违背遗传定律，也不违背进化论。对此现象最好的解释就是表观遗传学的概念，即DNA序列不能决定所有性状的遗传，表观遗传学研究的就是那些不由DNA序列所决定的性状的传递。表观遗传学提供了DNA遗传信息之外的极为重要的信息。

在表观遗传学研究者们的努力下，已经从分子水平揭示了其原理：DNA组装成染色体时的一种重要物质——组蛋白，除了参与DNA的组装之外，还行使其他功能。根据组蛋白携带的化学基团（乙酰化或甲基化），组蛋白可以永久地使基因激活（乙酰化）或失活（甲基化）。这些对组蛋白的不同修饰（乙酰化或甲基化），被称为表观遗传学标记，它们的作用对机体细胞的特化也非常重要。在细胞分裂中这些标记一直保持不变，并且传递给子一代细胞。例如，皮肤细胞分裂产生更多的皮肤细胞；肝细胞分裂则产生更多的肝细胞。在这两种类型细胞中，除了那些使皮肤细胞成为皮肤细胞、肝细胞成为肝细胞的基因在行使正常功能之外，其他基因都处于失活状态。在这个例子中，DNA序列里的遗传信息与相关的表观遗传学信息一起被传递给各自的子一代细胞，并共同决定了子一代细胞的性状。这一现象被称为"细胞的记忆（cell memory）"。目前还不清楚表观遗传学的标记是如何传递给子一代细胞的。在细胞分裂中，DNA被复制，这个过程需要将组蛋白打断。因此问题就是由表观遗传学机制编码的细胞记忆是如何在细胞分裂过程中保存下来的。

表观遗传学性状是如何从父母传递给子代的这个问题与上述问题一样。目前已知，在配子形成时，某些表观遗传学标记保持并传递给子一代。目前正在研究的是有多少以及是哪些表观遗传学信息被保存并传递下去。

目前正在研究环境中的某些物质对有机体包括人类的表观遗传学组成会产生怎样的影响。研究发现饮食与表观遗传学似乎紧密相关。最著名的例子就是Agouti小鼠：这种小鼠的皮毛是黄色的，比较肥胖，易得糖尿病和肿瘤。给予孕前和孕中的Agouti雌性小鼠添加了维生素B_{12}、叶酸和胆碱的饲料，它们的子一代Agouti小鼠皮毛呈棕色，较瘦而且很健康。这些子一代将来也会有和它们一样表型的后代。

环境因素可以改变个体的性状，并可将这些性状传递给下一代，这似乎与达尔文的进化论相悖。根据达尔文进化论，进化是群体而不是个体的结果。事实上，表观遗传学的理论补充了进化论：由表观遗传学产生并传递给下一代的新的性状，与DNA序列决定的性状一样都要经历进化的过程，只有那些可以适应环境的性状才能一直传递下去。

（刘雅萍）

蝌蚪的尾巴为什么不见了

大家大概都听过《小蝌蚪找妈妈》的故事，知道小蝌蚪与它们的妈妈——青蛙或蟾蜍长得不一样，它们有一条长长的尾巴。不过，你可千万别小看这条尾巴哦，它对于小蝌蚪来说可是很重要的。这条长尾巴除了能帮助小蝌蚪游泳外，还是它的食物仓库呢。刚出生的小蝌蚪缺乏生存本领，不容易找到食物，很容易饿死。这时，全靠它们那条长尾巴来"救命"啦。尾巴里储存着在成长过程中所要摄取的各种营养物质，小蝌蚪们可以依靠吸收其中的营养慢慢长大。当那条长尾巴里的营养物质消耗殆尽时，尾巴就消失了，而小蝌蚪也换上了浅绿色或褐黄色的"外套"，"长大成人"啦。小蝌蚪的尾巴怎么会消失呢？这是否如壁虎那样断掉了呢？不是的。科学家们发现，是构成蝌蚪尾巴的细胞"主动"死亡了。科学家们将细胞的这种死亡称之为"细胞凋亡"。

我们知道，无论动物或是植物的机体都是由细胞构成的，蝌蚪的尾巴也是这样。但是从蝌蚪到青蛙的发育过程中，要经历一个"变态"过程，此时尾巴的存在便不合时宜了，于是为了长成成蛙，尾巴的细胞便逐步地自行消化掉。这个过程犹如时候到了树叶脱落、花朵凋谢一样，是一个自然发生的生理过程（图1.7）。

其实，哺乳动物体内也有许许多多细胞凋亡现象发生。例如人类胚胎发育过程中指间是有蹼的，一如青蛙的爪一样。后来也是通过细胞凋亡，使蹼消失了，五个手指头才得以分开。事实上，有一种先天性畸形，就是指间有蹼样结构相互连接着。还有并指畸形也是由于指间应该凋亡的细胞未能正常凋亡而形成的。

细胞凋亡和细胞增殖都是生命的基本现象，是维持体内细胞数量动态平衡的基本措施。在胚胎发育阶段通过细胞凋亡清除多余的和已完成使命的细胞，保证了胚胎的正常发育；在成年阶段通过细胞凋亡清除衰老和病变的细胞，保证了机体的健康。细胞凋亡也是受诸多基因调控的。但是迄今为止，细胞凋亡过程以及这些基因调控细胞凋亡的确切机制尚不完全清楚。相信随着更多的研究，人们将彻底解开细胞凋亡之谜。

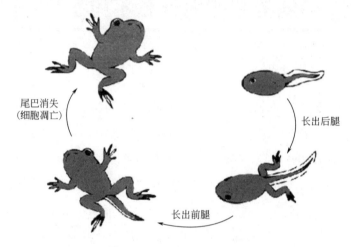

尾巴消失
(细胞凋亡)

长出后腿

长出前腿

图1.7 青蛙的完全变态过程

在适当的温度和营养条件下，小蝌蚪孵化后约20天首先长出后肢，50天左右时长出前肢，此时小蝌蚪停止摄食，靠尾巴供给养料，尾巴的细胞通过细胞凋亡的过程逐渐退化，经10天左右，尾巴完全消失，小蝌蚪变成小青蛙，开始陆上生活

由此，我们也完全可以想到细胞凋亡过程的紊乱可能引起许多其他疾病。例如人类免疫缺陷病毒（HIV），引起艾滋病（AIDS），其主要的发病机制是HIV感染人体中一种称为CD4+的淋巴细胞，使CD4+以及与其相关的免疫功能缺陷，使得感染者易招致机会性感染及发生肿瘤，但HIV感染后怎样特异性破坏CD4+细胞呢？近年认为，CD4+ T淋巴细胞绝对数显著减少的原因，主要是通过细胞凋亡机制造成的。这不仅阐明了CD4+ T细胞减少时发生AIDS的主要原因，同时也为AIDS的治疗研究指明了一个重要的探索方向。

肿瘤，一般被认为是正常细胞恶性转化后失控生长，过度增殖造成。从细胞凋亡的角度看，可以认为是肿瘤的凋亡机制受到抑制不能正常进行细胞死亡清除的结果。肿瘤细胞中有一系列的癌基因和原癌基因被激活，并呈现出科学家称之为"过表达"的状态。这些基因的激活与表达，直接刺激了正常细胞的过度生长，于是成为肿瘤细胞。另外这些癌基因及其表达产物也是细胞凋亡的重要调节因子，许多种类的癌基因表达以后，可阻断肿瘤细胞的凋亡过程，使肿瘤细胞数目增加，因此，科学家们相信，通过细胞凋亡角度和机制来设计对肿瘤的治疗方法之一，就是重建肿瘤细胞的凋亡系统，即抑制肿瘤细胞的生存基因的表达，激活死亡基因的表达。

总之，对细胞凋亡机制的探索，不仅让我们了解小蝌蚪尾巴不见的原因，也必将有助于人类疾病的防治。

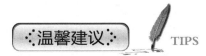
温馨建议 TIPS

本文最后部分专业性较强，希望更多了解有关细胞凋亡的读者可参阅大学生或研究生教材《细胞生物学》有关内容。

（仇文颖）

第2章
人体探秘

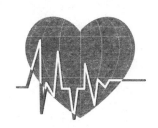

Chapter 02

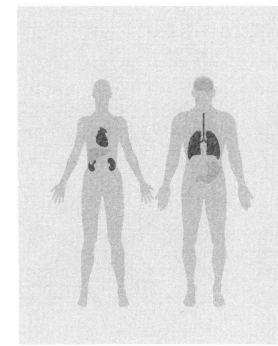

皮肤为什么会晒黑 ◥

　　海边度假回来，不少人都会被晒黑。而且往往经历先晒红，后脱皮，再变黑的过程。经过一段时间，皮肤颜色又会恢复到原状。为什么皮肤出现这样的变化呢？

　　首先来了解一下皮肤的结构。我们的皮肤，可以说是人体最大的器官。覆盖在体表，根据体型的不同，其面积达到 $1.2 \sim 2.0m^2$，约占体重的8%。它由表皮和真皮上下两层构成，借助皮下组织连接在深部的组织上。皮肤上还有附属的毛发、指（趾）甲、皮脂腺、汗腺，对我们机体内部起着重要的防御作用，阻挡异物和病原体的侵入，并防止体内组织液丢失，对体温调节也有重要作用。

　　表皮，顾名思义，在皮肤的最表面（图2.1），由大量密集排列的角质形成细胞（KC）组成。不同部位，KC的层数不同：承受较大摩擦力的部位，如手掌，KC层数多；相反，承受摩擦力较小的部位，如眼睑，KC层数较少。在多层KC中，最深部（基底层）的细胞有分裂能力，分裂形成的子代细胞离开基底层，向皮肤浅层迁移。一边迁移一边成熟，细胞质内逐渐合成大量的角蛋白。到最表层时，KC内全部充斥着角蛋白，而自身的细胞核、细胞器等成分已经消失，可以说已是一个死细胞了。角蛋白是一种硬蛋白，具有很强的抗牵张性能力，对机体内部起到保护作用。这种细胞内逐渐充满角蛋白的过程就叫作角化。我们的皮肤都是角化的，只是不同部位角化程度不同而已。由于表皮最浅层的细胞已经是死细胞了，它很容易脱落。但因为皮肤有基底层细胞不断分裂产生新细胞来补充，所以表皮的厚度可以基本保持不变。如果局部摩擦力增强也会引起局部角化过度，比如我们皮肤上的茧子。

　　KC之间，还有少量的其他细胞，如黑素细胞、朗格汉斯细胞、梅克尔细胞。朗格汉斯细胞是一种免疫细胞，而梅克尔细胞可以说是一种感觉细胞。跟我们的皮肤晒黑有密切关系的是黑素细胞。黑素细胞往往藏在基底层的KC之间。它主要的功能就是摄取酪氨酸，利用酪氨酸酶将其最终转化成黑色素。黑色素为棕黑色物质，能够吸收和散射紫外线。黑素细胞合成黑素后，可以通过细胞突起将黑素运送到周围的KC中，聚集在细胞核浅层，就像给细胞核带上了一顶遮阳帽，保护细胞核内的遗传物质不受紫外线损伤。受到刺激时，黑素细胞合成黑色素增加。黑色素是决定皮肤颜色的一个重要因素。细胞中黑素颗粒的大小和含量的差别，以及黑素细胞合成色素的速度不同，决定了不同种族和个体不同部位皮肤颜色的差异。

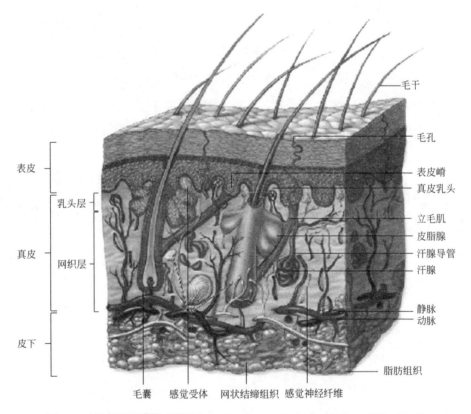

图2.1　皮肤结构示意图（译自*Basic Histology*，12rd ed，McGraw Hill，2013）

黑素细胞存在于表皮基底层中

　　表皮以下就是真皮，里面含有很多的小血管以及神经末梢等。

　　长时间的日晒，使得皮肤暴露在强烈的红外线和紫外线下。红外线使皮肤温度增高，真皮浅层血管扩张，血管周围少量淋巴细胞浸润。这时皮肤首先出现红肿的现象。紫外线会造成细胞DNA损伤，造成细胞的死亡，死亡细胞从表皮浅层脱落，皮肤出现较明显的脱皮现象。为了避免紫外线损伤深部细胞，表皮内的黑素细胞迅速增加黑色素合成，合成的黑素颗粒分布到KC中，造成皮肤颜色加深。但这一过程需要一定的时间，所以往往是几天后才能辨识出皮肤颜色的变化。可以说，晒黑是我们皮肤的一种保护反应。当紫外线刺激减少后，黑素细胞合成黑色素速度降低，过多的黑色素被代谢掉，皮肤的颜色可以恢复，这就需要更长的一段时间了。

若日光强度过大，或者皮肤反应性比较强的话，局部皮肤会产生比较剧烈的反应，出现严重的红肿，甚至水疱，有明显的烧灼及刺痛感，这就是晒伤。经常参加户外锻炼，可以使皮肤黑素细胞产生黑色素，增强皮肤对抗紫外线的能力。但对日光敏感性较强的人，应尽量避免日光曝晒。外出时做好防护，如打遮阳伞，戴遮阳帽、手套等。还可以外用一些避光剂、防晒霜等，于曝晒前15分钟搽在暴露部位的皮肤上。日晒后，可以用多种方法局部降温，减轻皮肤血管反应，避免损伤发生。

（仇文颖）

"脂"老虎 ◤

聊天时一说起脂肪，就会响起一片抱怨之声。有人会捏着自己身上的赘肉咬牙切齿地说："我这走了样的身材就是拜它所赐。"也有人会说："我的高血压、心脏病，不都是脂肪惹的祸？"那么这个让人谈"脂"色变的主角到底是什么？它真的是有百害而无一用吗？

其实，脂肪是并称人体三大营养物质：蛋白质、糖类和脂类中脂类的一个组成部分。脂类简单地说就是那些不溶于水而溶于有机溶剂（如苯或氯仿等）的物质，专业一点儿的说法是"由脂肪酸和醇作用生成的酯及其衍生物"。从这里我们可以看出脂类可以分为两部分：一部分是"酯"，也就是脂肪；另一部分是"酯的衍生物"，也称作类脂。

先说说人体内的类脂，它在脂类中所占比例很少，但种类繁多。我们熟悉的胆固醇、磷脂、雌激素、雄激素、胆酸、维生素A、维生素D等都是类脂大家族的成员，它们都是保证我们机体正常运转必不可少的成分。例如胆固醇和磷脂是细胞膜的基本成分，维生素D在促进机体钙的吸收方面必不可少，胆酸在脂类的消化吸收过程中发挥着重要作用，雌、雄激素则是保证后代繁衍的关键因素。

再来看看脂肪，它的品种相对单一，但是在体内数量庞大。脂肪的学名叫甘油三酯（三酰甘油），是由一分子丙三醇（甘油）和三分子脂肪酸组成的。丙三醇分子结构简单，它的作用相当于一个标准的、可移动的小型码头，为要接驳的各色小船——脂肪酸分子提供泊位。一个丙三醇码头可以提供3个泊位。与单一型号的丙三醇码头相比，脂肪酸小船的"型号"可就复杂得多了。脂肪酸分子种类众多，虽然都是由碳、氢、氧三种元素构成的，但碳原子的数量不同、饱和键的数目不同，都会导致脂肪酸分子的结构和性质的不同。由不同的脂肪酸分子连接到不同的丙三醇分子上后，形成的甘油三酯种类繁多、性质各异。脂肪酸是机体主要的能量来源之一，它们在氧化分解的过程中可以释放大量能量。但脂肪酸一般不以游离的状态存在，需要与醇结合形成酯，因此甘油三酯被认为是脂肪酸稳定而高效的储存形式。1克甘油三酯在体内分解成二氧化碳和水大概会产生9千卡（37.67千焦）的热量，比等量的葡萄糖和蛋白质分解生成的能量高出1～2倍，而且体积还更小。因此比起储存其他的营养物质，在体内储存脂肪显然更经济、高效。

机体内储存甘油三酯的细胞叫脂肪细胞。成年人体内主要是一种白色脂肪细胞，虽然人的脂肪实际上是黄颜色的，但牛和猪的是白色的。脂肪细胞呈圆球状，它薄薄的细胞膜内除了包裹着一个扁扁的细胞核和少量细胞质外，其余的空间都被一个大大的脂滴占据［图2.2（a）］。这个脂滴就是储存的甘油三酯。脂滴的大小随着储存的甘油三酯的多少而变化。机体摄入能量过多时，就会转化为甘油三酯储存在脂肪细胞内，这时细胞的体积就会增大。而当机体需要能量时，甘油三酯被分解释放能量，脂滴变小脂肪细胞也就变小了。

近些年，人们发现脂肪细胞除了我们熟知的储存、释放能量的功能以外，还有另外一个重要功能——内分泌。目前已经发现脂肪细胞能分泌多种因子，参与机体多个生理过程的调节。例如与肥胖、糖尿病密切相关的瘦素、脂联素；与机体免疫调节密切相关的白细胞介素、肿瘤坏死因子；与生长发育调节相关的胰岛素样生长因子等。2015年1月《科学》杂志刊登的一篇报道提到：在实验小鼠伤口受到病菌感染时，皮下的脂肪细胞可以分泌一种抗菌肽，不但可以杀死金黄色葡萄球菌，同时还可以诱导进一步的免疫反应以抵抗病菌的侵袭。科学家推测人类的脂肪细胞与小鼠的拥有相同的功能，可以保护机体免受细菌的侵犯。

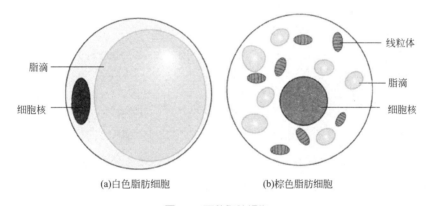

(a)白色脂肪细胞   (b)棕色脂肪细胞

图2.2　两种脂肪细胞

白色脂肪细胞胞质中有且只有一个大的脂滴（黄色），棕色脂肪细胞胞质中有大量小脂滴（黄色）和大量线粒体（绿色）。白色脂肪细胞的功能以能量储存为主，棕色脂肪细胞则以产热为主

脂肪细胞聚集在一起形成脂肪组织，分布在皮下称为皮下脂肪，而分布在体内各网膜、系膜下、各脏器周围和骨髓等处的被称为内脏脂肪。皮下是脂肪储存的主要场所，是机体以备不时之需而储存的"余粮"，与熊在冬眠前储存在皮下的脂肪异曲同工。皮下脂肪还能起到很好的维持体温、缓冲压力的作用。而那些分布在内脏周围的脂肪，对于柔弱的脏器也能起到很好的保护、缓冲的作用。但如果内脏脂肪过多的话，高脂血症、高血压等疾病的风险会明显增加。

当意识到自己体内的脂肪过剩后，有些人通过"管住嘴、迈开腿"就能取得很好的减肥成效，可为什么另一些人即使长期与脂肪做"艰苦卓绝"的斗争，仍然瘦不下来呢？我们再回过头来看看脂肪是如何存储的。人在不同

第2章　人体探秘

时期对脂肪的储存方式有所不同，儿童期和青春期这两个人体迅速发育的阶段，机体以优先增加脂肪细胞数量的方式来储存脂肪；而成年后，脂肪细胞的数量不再有明显的变化，脂肪的储存改为增大已有脂肪细胞中脂滴的大小，通过增加脂肪细胞的体积来储存脂肪。所以体内脂肪的总量，一方面与脂肪细胞的数量有关，另一方面与脂肪细胞的体积有关。有研究表明肥胖的儿童或青少年，其体内脂肪细胞在成长过程中比体形正常的同龄人增长得更早、更快，因此数目也会更多，甚至可能会多出一倍以上。如果小时偏胖，那么成年后肥胖的概率会更高，也就是说"小胖子"比"小瘦猴"更容易变成"大胖子"。因此如果肥胖者早在成年之前就拥有比同龄人更多的脂肪细胞，而其对脂肪分解代谢的能力又比体型正常者要差，可以想象这样的肥胖者其减肥难度有多大了。因此在儿童期和青春期一定要注意"管住嘴"，避免产生过多的脂肪细胞。

目前认为抽脂手术可以有效地减少脂肪细胞的数量，从而达到减肥的目的。但是如果以为手术后就可以大吃大喝了，那就大错特错了。因为脂肪细胞的数量虽然减少了，但剩余脂肪细胞的体积是可以增大的。有人计算过，脂肪细胞的体积最多可以增大10倍左右。所以如果不加节制的话，抽脂瘦下来的部分还是会胖回去的。相比之下，常用的胃绕道旁路的减肥手术，通过减小胃容量及人为地造成消化不良来减少机体能量的摄入，达到减肥的效果还是不错的。

除了前面提到的白色脂肪细胞外，我们体内还有一种棕（褐）色脂肪细胞，它在婴幼儿体内含量较高，有较好的产热功能。婴儿由于比表面积（表面积与体积的比例）大、体温调节系统还不完善，体温容易流失。而主要堆积在婴儿背部、肩膀和颈部皮肤下的棕色脂肪，可以有效地帮助婴幼儿御寒。过去曾经认为成年人体内是没有棕色脂肪细胞存在的。但是近些年的研究表明，成年人体内依然有为数不多的棕色脂肪细胞，多分布于锁骨、肩部和后背等处，当受到寒冷等的刺激后会被活化。

那么这个棕色脂肪细胞与前面提到的白色脂肪细胞有什么差别呢？棕色脂肪细胞的胞质内的脂滴不是一个，而是多个；最重要的是细胞内含有大量特殊的线粒体［图2.2（b）］。我们都知道线粒体是细胞内的一种细胞器，它是细胞内的动力工厂，可以产生大量能量。能量在大多数细胞中被用于维持细胞的正常代谢而消耗掉了，如果有多余的一般情况下就会被储存起来，成为白色脂肪细胞中的甘油三酯。而棕色脂肪细胞内的特殊线粒体含有一种叫作"产热蛋白"的物质，这种蛋白能让能量转化为热量。所以棕色脂肪细胞的主要功能是将储存在脂滴内的化学能转化成热能。

比起通过做大量运动，如果能通过产热这种既简单又省事的方式来消耗掉多余的能量的话，对于懒人或是由于疾病而无法运动的人来说，无疑是很大的福音。科学家们目前正在研究如何能增加人体内褐色脂肪细胞的数量或活性，或者将体内的白色脂肪细胞转化为棕色脂肪细胞，从而达到消耗多余脂肪的目的，希望这一天早点儿到来。

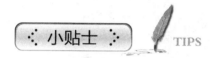

如果你对脂肪的抗菌功能感兴趣，可以查阅文献：Zhang Ling juan，et al. Dermal adipocytes protect against invasive *Staphylococcus aureus* skin infection. Science，2015，347（6217）：67-71.

（钱晓菁）

大粗腿和小细腿的故事

相信大家都见过运动场上运动员健美的身姿，不同运动项目的运动员体型具有显著的差别。短跑运动员肌肉发达，体型粗壮，而长跑运动员的肌肉却显得相对顺长，线条柔和。为什么他们的肌肉有这么大的差别呢？这要从我们的肌肉结构说起。

我们体内存在一类主要附着于躯干和四肢骨骼、受人大脑主观意识控制的肌肉，这就是骨骼肌。它由一个个具有收缩功能的肌细胞组成。单个骨骼肌细胞呈长圆柱形，又叫肌纤维，在显微镜下可见整齐的明暗相间的条纹，因此又叫横纹肌。如果在电子显微镜下观察，就可以看到细胞内充斥着整齐排列的细丝状的肌原纤维，每一肌原纤维都有相间排列的明带（I带）及暗带（A带）。明带染色较浅，而暗带染色较深（图2.3）。相邻的各肌原纤维，明带均在一个平面上，暗带也在一个平面上，正是因为有这些规则排列的肌原纤维，才使得骨骼肌细胞表面呈现出明暗相间的条纹。肌原纤维又由更为纤细的粗、细肌丝组成。当有神经冲动到来时，粗细肌丝可以相对滑动，使得明带缩短，从而使肌原纤维缩短，肌细胞缩短，骨骼肌收缩。

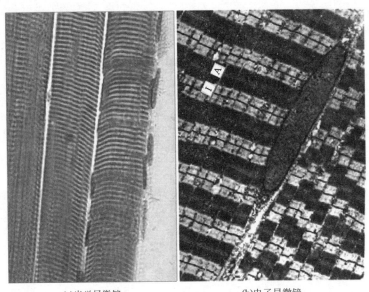

(a)光学显微镜　　　　　　　　　　　(b)电子显微镜

图2.3　骨骼肌光镜与电镜照片

（a）在光学显微镜下所见的三条骨骼肌纤维上有明显的明暗相见的横纹。呈长椭圆形的是骨骼肌细胞核，一个骨骼肌纤维可有多个细胞核；（b）在透射电子显微镜下所见的骨骼肌纤维上，长椭圆形的为细胞核，肌纤维内充满明暗相见的肌原纤维，图中A为暗带，I为明带

　　骨骼肌的收缩要依靠线粒体释放出的ATP提供能量。因此，在肌原纤维间排列着大量线粒体，这是肌细胞内的能量工厂。线粒体通过对糖类、脂肪酸和氨基酸进行代谢，最终通过氧化磷酸化释放ATP。所以骨骼肌细胞内还储存有糖原、脂滴等能量物质，这些是能量工厂的原材料。为了提供更多的氧，骨骼

肌细胞周边有丰富的毛细血管，细胞内还有一种叫作肌红蛋白的物质，能够储存氧。

不同部位的骨骼肌功能不同，因此骨骼肌纤维内的结构也略有差别，可分为三种：白肌纤维、红肌纤维和中间型纤维。白肌纤维比较粗大，细胞内含的肌原纤维较多，较粗，肌纤维收缩的速度快，又称快缩纤维。其胞质内含的肌红蛋白和线粒体较少，血液供应不如红肌纤维丰富，所以看上去颜色浅红。白肌纤维的能量来源主要靠无氧酵解，收缩持续时间比较短，很容易疲劳。白肌纤维的神经调节精细。在人体内主要分布在眼球周围和手指等处。红肌纤维较为纤细，肌原纤维也细且少，收缩力较弱且缓慢，又称慢缩纤维。其胞质内线粒体和肌红蛋白丰富，血液供应充足，因此颜色深红。红肌纤维能量来源主要靠有氧氧化，收缩持续时间较长，不易疲劳，在人类的四肢和躯干分布较多。而中间型肌纤维的结构和功能正介于二者之间。想要对红肌纤维与白肌纤维有些感性认识的话，不妨想一想兔肉和牛肉的颜色差别：兔子活泼好动，肌肉颜色浅；牛老成持重，肌肉颜色深。

对于每一块肌肉来说，里面都是既有白肌纤维又有红肌纤维的。但由于不同部位的肌肉功能不同，所以不同类型肌纤维的比例不一。在以人体保持姿势为主要功能的肌肉中含有较多的红肌纤维，耐力好；从事快速、高灵敏度运动的肌肉则以白肌纤维为主，爆发力强。人的肌肉类型可以说是天生的，有多少白肌多少红肌是天生的，所以有人天生耐力好，有人天生爆发力强，我们锻炼，只能让肌肉更发达，却不能改变类型。

我们常说有氧运动，以及有氧运动能减肥，为什么？因为有氧运动锻炼的主要是红肌纤维，其特点是肌肉纤维细，收缩持久，能持续地消耗很多的能量，你看看长跑运动员就知道了，几乎没有一个长跑运动员是膘肥体壮的，因为他们想积累脂肪也会立马被消耗干净。有氧运动，是可以用脂肪来提供能量的。而短跑运动员呢，要求爆发性能好，肌肉收缩速度快，白肌纤维比较能够满足这样的要求，他们的体型就显得更粗壮一些。

（仇文颖）

大长腿长成记

　　大家见过刚出生的婴儿吗，大大的脑袋却有一副明显不成比例的小身子和小短腿儿。这种头重脚轻的感觉胎儿时还会更加明显。但随着孩子逐渐长大，躯干和四肢增长的速度明显比头部快，腿部的增长尤为明显，特别是青春期的孩子，几个月不见裤子就短了一大截，个子也明显蹿高了。可是这种生长为什么到后来就停止了呢？要是腿能一直长长，个子能一直长高，该有多好啊！

　　那么我们的小短腿是怎么变成大长腿的呢？我们先来看看下肢的构成，大腿内的骨头叫股骨，小腿内的分别叫胫骨和腓骨。这三根骨头从形态上看都呈棒状，属于典型的长骨——中间有细长杆状的骨干部分，两端为粗大隆起的骨骺部分。骨干的结构比较致密、坚硬，起主要的支持作用；骨骺内则显得比较疏松，呈不规则的蜂窝状；"蜂窝"的空隙中充满了参与造血的红骨髓。既然大腿和小腿内的骨头都属于长骨，其结构和发育过程都基本相似，我们就以股骨为例，看看它是怎么生长的吧。

　　股骨在胎儿体内刚开始形成的时候，并不是成年时的那种含钙的、坚硬的骨组织，而是相对柔软、半透明的软骨。实际上不只是股骨，我们体内除了颅骨、椎骨等少数形状不规则的骨头外，大多数骨头这时候都是透明软骨。透明软骨虽然没有骨组织那么坚硬，但已经足够为生活在羊水中的胎儿提供必要的支撑了；而与硬骨相比，软骨的优势在于其生长更加迅速，能更好地适应胎儿日新月异的变化。但到出生以后，软骨显然无法为积极探索未知世界、运动大幅增加的婴儿提供足够的支撑，所以未雨绸缪，胎儿时期软骨就在一边不断地迅速生长，一边不断地退化消失，被骨组织一点点取代。出生前后，股骨中绝大部分已经是骨组织了，只在骨干两端与骨骺交界的部位，依然保持着一段对于股骨长长至关重要的软骨结构——骺板，或叫生长板（图2.4）。如果我们拿健身用的哑铃做比方，骨干相当于哑铃中间的手柄、骨骺则是哑铃两端膨大的圆球部分，那么二者交界的部位就是骺板。从出生到青春期骺板一直存在，为股骨的增长做出"卓越"的贡献。骺板在靠近骨骺一侧软骨细胞在不断地生长，而靠近骨干一侧的软骨细胞则在不断地死亡而被骨细胞逐渐取代。当软骨的生成与死亡的速度基本一致时，骺板的宽度没有明显变化，但位置在逐渐向两端迁移。这样股骨两端的骨骺在骺板的推动下距离越来越远，中间的骨干越来越长，股骨就长长了。股骨如此，胫骨、腓骨等其他长骨的生长也都是如此。

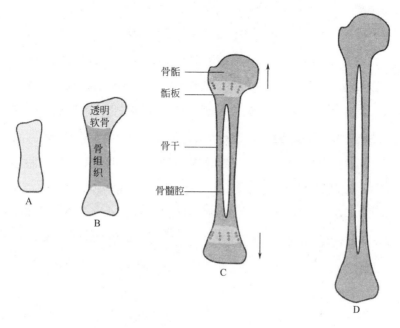

图2.4　股骨生长示意

A—胚胎早期股骨全部由透明软骨构成；B—妊娠3个月左右，股骨中部的透明软骨开始逐渐被骨组织取代，两端依然为透明软骨；C—出生前后，股骨两端的透明软骨也逐渐被骨组织取代，骨干骨骺之间保留有透明软骨构成的骺板，负责股骨继续增长；D—青春期后，骺软骨消失，股骨不再增长

　　小时候骺板中软骨的生长主要受生长激素的调节，它促进软骨细胞以比较固定的速度分裂、增殖、生长、分泌软骨构成成分等，因此我们小时候每年都以一定的速度在长高。如果幼年时期生长素分泌不足，可能会出现个子过矮，甚至侏儒症；而分泌过量的话，则会出现巨人症。

　　到了青春期，男生、女生体内开始大量产生雄激素或雌激素，这两类激素都有调节促进骺软骨生长的作用。所以无论男生还是女生，青春期开始后身高都会增加。但有报道显示，雌激素在促进骺板加速生长及最终导致骺板消失方面起重要的作用。部分动物实验显示雌激素浓度较低时，可以促进骺软骨的细胞大量增殖、分泌软骨基质，这样软骨就会出现一个加速生长的过程。而当雌激素浓度增加，作用时间延长时，雌激素反而刺激软骨细胞凋亡。当骺板内所有的软骨细胞都凋亡消失，骺软骨也就不存在，逐渐被骨组织取代了。没有了软骨，长骨也就不能再增长了。雌激素的产生和浓度不断增加也许就是女生会比男生更早蹿个儿，但也较早停止长个的原因吧。

那么男生虽然长个较晚，但也会出现个子突然增高，到了一定阶段同样也会停止长个的原因又是什么呢？其实男性虽然以合成分泌雄激素为主，但部分雄激素可以在体内一种叫芳香化酶的作用下转化为雌激素，从而导致骺软骨先加速生长但最终退化消失。与女性相比，男性体内的雌激素要达到一定的浓度显然要花费更长的时间，这可能就是男生开始蹿个儿和停止长个的时间普遍比女性晚的原因之一吧。如果某些男性体内的雌激素水平过早增高的话，就会过早停止长个，导致身材矮小。相反，如果有些男性体内缺乏相应的芳香化酶，使得雄激素无法转换成雌激素，则表现为身高一直不停地在增加，却没有明显的加速期，同时也没有要停止的迹象，因此这样的男性往往会个子很高。如果是这个原因导致个子过高，就需要到医院就医，适当补充雌激素以刺激其骺板闭合才能停止长高。现在你还希望成年后腿还会继续长长，个子能一直长高吗？

（钱晓菁）

早晨晚上身高一样吗

身高是体检时的一个常规指标，你知道成年后每年的身高会发生变化吗？有些人会说，年少时每年都会长高，可到了成年后就不会再变了，这人人都知道。是的，正常情况下成年后每年的身高基本上没有太大的变化。可你有没有注意过一天之内身高会有变化呢？有人会说，开玩笑，一年的时间都没变化，短短的一天之内身高又怎么可能会有变化呢？但也有些细心的人会发现，如果早晨测量身高的话，可能会比前一天晚上测量的结果多出 1 ~ 2 厘米甚至更多，不过到了当天晚上又会"缩"回去，这是怎么回事呢？

要回答这个问题，我们先来看看身高是由什么决定的吧？从头顶到脚底人体可以简单地分成头部、躯干、下肢三个部分。不难看出与头部相比，躯干和下肢的长度对身高的影响更大些。大家都有经验，小时候我们每年都会因为裤子短了而买新裤子，可到了成年之后，买裤子的原因肯定不是裤长改变了。换句话说下肢的增长（也就是腿的长长）主要发生在童年到青年这段时间，尤其是青春期，成年后腿就不再长长了。那么成年之后身高每天出现变化，就只能与脊柱的长度改变有关了。

脊柱位于人体躯干背部正中，成年人的脊柱是由 24 块椎骨及位于椎骨间的椎间盘在周围的韧带和肌肉的帮助下连接而成的。整个脊柱长度的 3/4 是椎骨高度的总和，其余 1/4 则是椎间盘厚度的总和。椎骨与我们熟悉的股骨、肱骨等棒状的长骨不同，它属于不规则骨，尤其是围绕在脊髓周围的椎弓部分，但参与构成脊柱主体的椎体部位形状则较规则——呈现矮柱状（图 2.5），如果将其剖开的话，剖面呈矮长方形。就像一所正在维修的、搭满脚手架的房子，椎体的周边环绕着一圈较为结实、致密的骨密质，就像房屋的墙壁一样起主要的支持作用；椎体内部的骨松质排列成不规则的蜂窝状，就像脚手架一样虽然单薄、细弱一些，但也能起到一定的支持作用；而"脚手架"——骨松质间的空隙中，活体时填满大量骨髓。正常情况下椎骨很坚硬，给躯体以很好的支撑。

相比之下，椎间盘要柔软得多。草编的垫子或蒲团想必大家都比较熟悉，椎间盘无论从形态上，还是功能上都与其有很多相似之处。椎间盘的基本成分——胶原纤维，就是人体内天然的、韧性良好的"草绳"。它们被先按同一个方向编织成一个薄片，然后若干个这样的胶原纤维薄片一层层将中央的髓核包裹起来，并且相邻两层的纤维走向不同，最终编织好的结构称为纤维环（图 2.5）。它将上下两块椎体牢固地连接在一起，并且使椎间盘可以承受较大的压力、拉力和轻微的旋转。另外，椎间盘内有序排列的胶原纤维之间还填充了大量的水分，想象一块吸满了水的海绵，用手捏它时，水分被挤出，海绵变扁；

放开手后水分重新回到海绵内部，海绵随即恢复原状。椎间盘在躯体运动或承重时的变化与此类似，在外力作用下被压缩变形，外力消失后又恢复原状，因此椎间盘在运动时能起到很好的缓冲和减震等作用。

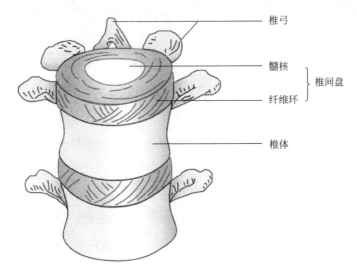

图2.5　椎骨和椎间盘正面观

椎骨包括椎体和椎弓两大部分，椎体呈扁圆柱状，形态比较规则；椎弓形态不规则。椎间盘位于两块椎骨之间，由中央的髓核和外周的纤维环组成，有很好的缓冲和减震作用

　　白天我们站立或静坐时，身体的大部分重量作用在我们的脊柱上。由于椎体很坚硬，一般不会出现形状的改变。但相对柔软的椎间盘，就会因为受到挤压而变扁。一整天的或坐或站，作用在椎间盘上的负荷一直无法消失，被挤压变形的胶原纤维、纤维之间被挤压出去的水分也就无法复原，因此椎间盘一直处于被压扁的状态。由于椎间盘的总厚度占整个脊柱全长的1/4，它们被压扁了，脊柱也就相应地变短了。这就是到了晚上个子会变矮的原因之一。要是白天再搬运重物或举重的话，个子变矮的幅度就会更大。而夜晚当我们躺在床上睡觉时，体重对脊柱的压力得以解除，被压迫的椎间盘逐渐舒展复原，整个脊柱也就慢慢地恢复到原来的长度。因此早晨一起床身高会比晚间稍高一些。现在请大家想一想，生活在太空中的宇航员，他们的身高在一天内会有变化吗？为什么？

　　除了椎间盘外，维持脊柱正常形状还需要大量的肌肉参与，这些肌肉的疲劳程度也会影响身高。为维持姿势而工作了一天的肌肉疲劳了，会使脊柱的支撑力减弱、弯曲度增大，身高也会随之相应降低。

一天内早晚的身高差在年轻人尤为明显，上年纪后由于身体的恢复能力较差，变化幅度就没有那么明显了。那么人到老年变得腰弯背驼，比年轻时矮了不少，这种身高的明显"缩水"是椎间盘的变化导致的吗？显然不是，即使睡一整天，老年人的身高也不会恢复到年轻时的样子，那么这种年龄导致的身高改变又是什么原因呢？

前边我们说过，脊柱的长度除了椎间盘占1/4外，另外3/4是椎体高度的总和。年轻时椎体内部的支架结构——骨松质比较坚固，对整块椎骨起很好的支撑作用。但到了老年，由于骨质的不断流失，骨松质最容易受到影响而变薄变脆，就像年久失修、逐渐腐朽的柱子一样，承受不住外界的压力而导致椎体逐渐压缩变形。最终整个脊柱会一点点变形、弯曲，人就变得腰弯背驼，身高"缩水"了。这个过程虽然无法逆转，但如果老年人及时注意锻炼、补充必要的钙质和其他营养成分的话，这个过程还是可以有效延缓的。但如果你年纪轻轻的在体检时就发现身高比去年明显减少了，这提示你可能出现骨质疏松或其他病理改变了，因此一定要及时到医院就诊，以免贻误病情。

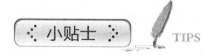

小贴士　TIPS

宇航员在太空中一直处于失重状态，由于没有了地球引力对脊椎（尤其是椎间盘）的压迫，脊柱得到充分舒展。因此宇航员的身高不但一天内没有变化，反而在回到地球时发现会略有增高。有报道称43岁的前苏联宇航员尤里·洛玛曼科在太空站里待了26天回到地球（陆地）上后，发现长高了1厘米。当然，这种增高不是永久的，当宇航员返回地球生活一段时间，在地球引力的作用下，他们的身高又会逐渐恢复原来的水平。

（钱晓菁）

钢筋铁骨

我们在形容革命烈士意志坚定时，常会用"钢筋铁骨"或"铮铮铁骨"这样的词语。是啊，骨坚似铁，人体的骨头确实非常坚硬，其硬度仅次于被称为"钢牙"的牙齿。那么骨为何如此坚硬呢？又是怎么避免过刚易折的呢？原来骨中除了含有其他组织都有的、相对柔软的有机物如蛋白质和糖类以外，还含有在其他组织含量很少的钙离子和磷酸根离子等无机盐离子。这些无机盐离子就像建房搭桥时用的钢筋混凝土中的水泥一样，会使骨头变得非常坚硬。而骨的有机物中的一个主要组成部分——线状的胶原纤维，就相当于钢筋混凝土中的钢筋，会为骨头赋予很好的韧性。当这二者牢固有序地结合后，我们的骨就变得既坚硬又有韧性。骨中有机物和无机盐的比例随年龄不同而不同，成年人有机物和无机物的比例约为1∶2，小孩骨中有机物的比例增加，而老年人则是无机盐的比例增加。这意味着幼年时骨的韧性好，不容易折断，但缺点是不够硬，容易受压变形。这就是缺钙的孩子容易出现罗圈腿或X形腿的原因。而到年老时，骨中的无机盐比例相对增高，骨的韧性下降、脆性增加，容易发生骨折。

骨组织内各种成分的排列是非常规律的，胶原纤维先平行排列形成一种叫骨板的结构，若干层骨板再像家具中的三合板一样一层层排列起来，相邻两层骨板中纤维的走向几乎相互垂直，这样可以承受来自不同方向的力。无机盐填充在骨板内部或相邻两层骨板之间。骨板的层数和形状在不同的骨或骨的不同部位各不相同。在需要承重的部位，比如大腿股骨的中间部分，骨板像树干的年轮一样排列得非常致密，被称为骨密质；而另一些部位，比如股骨头、股骨颈等不需要大量承重的部位，骨板的层数少而且排列得不太规则，像不规则的蜂窝，被称为骨松质。每块骨都是由骨密质和骨松质共同构成的，但身体不同部位的骨或同一块骨的不同区域骨松质和骨密质的比例各不相同。四肢骨以骨密质为主，而脊柱中的椎骨则以骨松质为主；四肢骨中间的骨干部分以骨密质为主，两端膨大的骨骺部分以骨松质为主。由于骨松质密度低，承重性差，因此骨松质占比大的骨或区域更最容易发生压缩或骨折。这就是为什么年老时容易出现腰弯背驼个变矮的原因，也是老年人股骨骨折时更容易发生在股骨头或股骨颈的原因。

　　骨在人的一生中一直在不断地新陈代谢，不断地改建。只不过幼年时合成的速度比降解的速度快，因此骨在不断地长长变粗；到了成年后，骨量的增加和减少基本保持一致，骨的密度没有太大变化；而到老年时骨质流失的速度明显大于合成，骨的密度越来越低，就出现骨质疏松了。这就像一边拆墙的同时又在一边砌墙一样（图2.6），如果砌墙的速度比拆墙的速度快，墙就越来越厚；拆和砌的速度一样，墙的厚度保持不变；但如果拆墙的速度大于砌墙的速度，墙越来越薄，也就容易坍塌了。

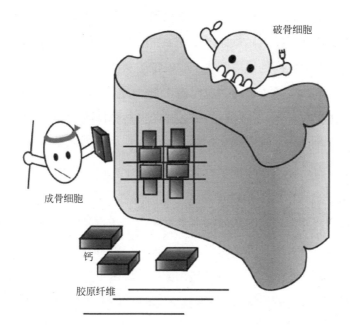

图2.6　骨的形成与改建模式

　　人的一生中骨都在不断地改建，成骨细胞以钙和胶原纤维等为原料成骨；而破骨细胞根据机体需要不断地将衰老或不需要的骨降解。幼年时期成骨速度快，成年时成骨与破骨的速度基本一致，而到老年时破骨的速度大于成骨，因此老年时骨容易变脆而折断

　　我们该怎么办才要保持骨骼的健康呢？大家的第一个反应是不是补钙？中国营养学会推荐成年人每天的钙摄入量为800毫克，而调查显示我国城乡居民

膳食钙的平均摄入量不足400毫克，因此人们可以根据自身的情况适当补钙。那么钙要怎么补呢？多吃含钙高的食品是不是就够了呢？不知道大家注意过没有，很多钙片的成分列表中除了钙以外，还有维生素D。钙片中为什么要加维生素D，它是起什么作用的？要知道大量吃到肚子里的钙是不能被直接吸收的，需要有维生素D帮忙才能被吸收入血液。如果维生素D缺乏或不足会导致钙的吸收大打折扣，间接导致缺钙。维生素D可以通过日光照射皮肤后由人体自行合成，也可以通过动物性食品（尤其是鱼类）获得。这就是为什么补钙的同时还要多晒太阳、多吃鱼肝油的原因，也是钙片里不但含钙还含有维生素D的原因。

骨钙不足的人需要补钙，那么前边提到过老年人骨中无机盐的比例已经比成年人高了，他们还需要补钙吗？其实老年人骨中只是无机盐的比例增高了，并不是绝对含量增高了，相反整体的骨量和骨密度还比成年人降低了。人一生中骨都在不断改建，年老后机体无论对蛋白质还是无机盐的摄入能力都有所下降。就像砌墙时原材料的供应跟不上，砌墙的速度就慢了；当拆墙的速度不变或者加快时，墙就会越来越薄。这样看来老年人需要补钙，以增加"砌墙"的原料储备。但仅仅补钙还不够，老年人骨中维持韧性的胶原纤维的含量也因为合成不够和分解过快而降低了，相当于墙里的钢筋也出问题了。因此通过喝牛奶、吃虾皮等方式，不仅增加了钙质，还补充了大量的蛋白质，一举两得。

值得注意的是血钙和骨钙是两个不同的概念，钙从食物内吸收入血液后，需要在激素的调节下才能进入骨形成骨钙。血钙和骨钙会在激素的调节下保持动态平衡，血钙增多时在降钙素的作用下钙会沉积入骨，而当血钙水平过低时需要在甲状旁腺激素的作用下将钙从骨中释放出来进入血液，以维持血钙水平的稳定。如果降钙素或甲状旁腺素的分泌出现问题，则会导致骨钙含量及骨密度出现问题。

影响骨钙含量和骨密度的原因还有很多，例如雌激素可以刺激成骨。当妇女进入绝经期后，体内雌激素水平迅速下降，导致成骨速度下降，逐渐出现骨质疏松。另外运动也会影响骨密度，长期卧床的人骨密度明显下降，大家也在电视里见过宇航员刚回到地面时，是坐着而不是站着发表演讲的。当骨钙含量或骨密度等出现问题时，医生需要根据具体情况对症下药。

合理安排饮食、加强体育锻炼、保持健康的生活方式、出现问题及时找医生是保证骨骼健康的基本方法。

（钱晓菁）

血液为什么是红色的

小学生戴上红领巾时，他们被告知，鲜艳的红领巾是烈士的鲜血染成的。为什么人的血液是红色的？红色的血液有什么用处？所有的动物血液都是红色的么？要回答这些问题，我们先要了解人的血液。

你一定看到过，血液是一种红色黏稠的液体，暴露在空气中时会逐渐凝固。如果抽出的血液加入少许的抗凝剂（通常是肝素或柠檬酸钠）静置，我们很快就能看到它呈现分层的状态：最上一层为淡黄色透明液体，这是血浆，占全血的55%，里面溶解着我们机体需要的各种各样的物质；然后是薄薄的一层白色物质，这里面有白细胞和血小板；最下一层为红色，这就是我们的红细胞啦，人血液之所以呈现红色也是因为它们的缘故。所有的细胞成分一起占血液的45%，不同的细胞具有不同的功能。

我们的血液在血管里一刻不停地流动，就像身体中的运输大队，给每一个器官、组织、细胞送来养料以及氧（O_2），然后带走它们产生的代谢废物（包括二氧化碳，CO_2）。那些营养物质如葡萄糖、脂肪酸等是通过血浆进行运输的，而O_2和CO_2则需要红细胞负责运输。

人的红细胞在扫描电镜下呈双凹圆盘状，中央薄，周边厚，有点像新疆特色食品烤馕。不过它比烤馕小得太多啦，红细胞的直径为6～8微米，厚1～3微米，可以说是我们机体中最小的细胞之一，如图2-7。它还可以变形从而通过最细的毛细血管。成熟的红细胞没有细胞核，胞质内充满了一种叫作血红蛋白的物质。从血红蛋白的名称就可以看出，它是红色的。正是因为含有大量的血红蛋白，红细胞才呈现红色，从而使人的血液呈现红色。

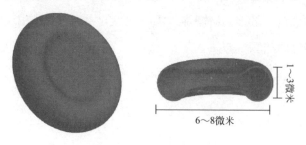

图2.7　人红细胞外观及剖面

血红蛋白是一种含铁的蛋白质，血红蛋白的红色就是铁离子的颜色。血红蛋白是我们体内负责运载O_2的一种蛋白质，而O_2正是结合在铁原子上，被红细胞运输的。O_2与血红蛋白的结合是动态平衡的：在O_2含量高的地方，血红蛋白容易与O_2结合；在O_2含量低的地方，又容易与O_2分离。在人体中，肺脏因为有不断通过呼吸运动补充进来的新鲜空气，而成为机体内O_2含量最高的器官，流经肺脏的血液在这里就处于一个高O_2含量的部位。血液中红细胞内的血红蛋白就很容易与O_2结合，形成氧合血红蛋白。这时的血液就含有大量的O_2，我们称之为动脉血，因为氧合血红蛋白呈鲜红色，所以动脉血颜色鲜艳。这些动脉血流回心脏，经左心室搏出后，经主动脉及其各动脉分支到达我们机体各个组织器官内的毛细血管。这些组织器官内处于相对低O_2的状态，这时红细胞中携带的O_2很容易与血红蛋白分离。解离出的O_2得以释放到组织器官中，为细胞所利用。细胞代谢产生的CO_2有一小部分以气体形式溶解在血浆中（大约5%），绝大部分（88%）进入红细胞后被细胞内的碳酸酐酶催化形成碳酸氢根进行运输，另有大约7%与血红蛋白结合，形成氨基甲酰血红蛋白，颜色暗红。我们也称这种低含氧量的血为静脉血。经过组织器官交换的静脉血，经过静脉回到心脏，被心脏在再次泵往肺脏，进行气体交换，释放CO_2，结合新的O_2。我们的血液就是通过红细胞中这种血红蛋白与O_2的结合与解离的动态循环方式，不间断地为机体各处的细胞提供O_2。

大家生活中一定见过铁锈，它也是铁与氧结合的产物，它的颜色主要是由铁离子呈现的，和我们血液的颜色有点儿像吧？也许你会奇怪，铁与氧结合会变成铁锈，为什么人体中的铁不会生锈呢？原来，血液中的铁被"锁"在血红蛋白的复杂结构里，可以吸取和放出氧，却无法与氧发生化学反应，因而也就不会生锈了。

除了运载氧，血红蛋白还可以与CO_2、CO、氰离子结合，结合的方式也与氧完全一样，所不同的只是结合的牢固程度，CO、氰离子与血红蛋白的结合非常牢固，一旦结合就很难离开。大家恐怕都听说过煤气中毒吧？这里说的"煤气"其实就是CO，当含碳物质，通常是柴、煤，也包括我们现在用的天然气，燃烧不充分时就会产生CO。当人处于高浓度CO环境中时，肺泡中的空气CO含量就会增加，因为CO与血红蛋白结合后难以解离，血红蛋白就不能和O_2结合了。组织细胞得不到O_2供给，就会呈现缺氧状态，不能行使正常功能，出现中毒的现象。最不能耐受缺氧的人体组织是脑组织，所以中毒后最先表现出头晕、头痛等症状，严重时会出现昏迷。与CO结合的血红蛋白颜色更加鲜艳，呈现樱桃红色，所以CO中毒的患者虽然处于缺氧状态，却不是我们通常见到的发绀模样，反而面色桃红。当我们在日常生活中遇到煤气中毒的人时首先应当将患者移到良好的通风环境中，你能想出为什么要这样做吗？是的，空气畅通的环境中O_2浓度远远高于CO，这种环境下，只要能正常通气，让新鲜空气进入肺泡，红细胞中的血红蛋白就能更快地与CO解离而与O_2结合，从而达到纠正缺氧的目的。轻症的患者通常这样就能缓解症状。如果症状严重，通常还需要到医院就诊，在保持呼吸的同时，给予纯氧甚至高压氧舱治疗，使CO更快地与血红蛋白解离，恢复血红蛋白的运氧功能。

我们红色的血液有这么重要的运氧功能，但自然界中并非所有动物的血液都是红色的。最经典的蓝色血应该就是鲎啦，人家的血是蓝色的，因为它血液中不是血红蛋白而是血青蛋白，里面含的是铜离子而不是铁离子。相信大家都见过硫酸铜溶液的颜色吧，有些游泳池中会加入少量硫酸铜，那湛蓝的颜色主要就是铜离子呈现的哦。软体动物的血也含有血青蛋白，虽然和甲壳类的血青蛋白结构不同，但都有铜离子。有些种类的海鞘的血是红的，但还有些种类的血是绿的，因为它们的血液里有钒。至于昆虫那些五颜六色的血（如无色、黄色、绿色、蓝色）是由色素导致的。昆虫的血液只是用来传输营养，而不运送氧气。

（仇文颖）

血型的故事

　当代社会，几乎每个人都知道自己的血型，追星族甚至还了解他们偶像的血型呢。报刊也经常介绍星座、血型、属相与各种性格、运气的关系。且不论这些是否有科学依据，这种介绍间接为我们普及了常见的ABO血型系统的知识。其实血型是对血液进行分类的方法，通常是指红细胞的分型，其依据是红细胞表面是否存在某些可遗传的抗原物质。已经发现并为国际输血协会承认的血型系统有30种，其中最重要的两种为"ABO血型系统"和"Rh血型系统"（恒河猴血型系统）。人们是如何发现血型的？血型的意义是什么？人的血型在一生中会不会改变？

　早在文艺复兴时期，有欧洲的医生曾经好奇：把动物的血液注入患者的静脉里会发生些什么。有的人认为，这可以作为治疗百病的方法，甚至包括精神错乱。在17世纪80年代的英国，有位医生曾经给一个生命垂危的年轻人输羊血，奇迹般地挽救了他的生命，于是其他医生纷纷效仿。一名法国医生将小牛的血液注射进一个疯子体内，后者随即开始出汗、呕吐，排出像烟灰一样颜色的尿液。在另一次输血以后该男子死亡。以后，大量受血者（接受血液的人）的死亡让输血在150多年的时间里一直声名狼藉。

　但是也不乏少数敢于冒险的医生与患者。19世纪的英国医生詹姆斯·布伦德尔（James Blundell）就是其中之一。他见证了许多女性患者在分娩时因出血过多而死亡，愿意为挽救这些生命而付出努力。他认为，早期的输血事故之所以会失败，是由于犯了一个根本性的错误：不应该在不同物种之间输血；人类患者应该只被输人血。于是，布伦德尔设计了一套由漏斗、注射器和试管构成的系统，可以引导血液从捐血者流进需要输血的患者体内。他在人类历史上第一次将来自于几个捐献者的大约400毫升血液输入到一个血流不止，即将死亡的人体内。手术后患者告诉布伦德尔，自己感觉好多了。但两天过后，他还是死了。布伦德尔总共进行了10次输血手术，4例存活。遗憾的是，布伦德尔并不清楚手术成功或失败的原因。

19世纪末，有科学家将来自不同人的血液在试管里混合的时候，发现有的红细胞粘连在了一起。但由于这些血液通常来自患者，科学家便将这些凝块视为某种病理症状而认为其不值得探究。没有人想过去看看健康人的血液是不是会结块，直到1900年奥地利学者卡尔·兰德斯泰纳（Karl Landsteiner）尝试将健康人的血液混合在一起。他发现，健康人的血液混合后，有时也会出现凝块。于是，兰德斯泰纳开始研究血液凝块的模式。他从自己以及实验室成员身上采集血液，将其分离成血红细胞和血浆，混合不同人的血浆和另一个人的红细胞，记录是否发生血液凝块，最后分析所有的排列组合方式。最终，他发现了发生血液凝块的规律：他将血液样本分为3组，分别命名为A型、B型和C型。如将A型血的血浆与另一个A型血的人的血红细胞混合在一起，血浆和血红细胞仍然是液体。B型血也一样。但如果将A型血的血浆和B型血的红细胞混合，血液就出现凝块，反之亦然。但无论A型还是B型血的红细胞，只要和C型血的血浆混在一起时，红细胞都会凝块。而C型红细胞遇到A或B型血浆却不会凝集。后来C型更名为O型，这就是我们的ABO血型。几年之后，其他研究人员发现了AB型。

这种血液凝块让输血充满了潜在的危险。兰德斯泰纳的实验不仅让我们认识了血型，也让安全输血成为可能。1930年，兰德施泰纳获得了诺贝尔生理学或医学奖。迄今为止，输血已经挽救了无数濒临死亡的患者。每个患者输血前都要进行配型，即输血者与受血者、血浆与红细胞的混合。现在我们已经知道，除了凝血外，不同血型间的相互输血还可能导致红细胞破坏发生溶血，引发更严重的病理后果。

到了20世纪中叶，美国研究人员菲利普·莱文（Philip Levine）依据是否含有Rh血型因子，发现了另一种将血液分类的方法，这就是Rh血型。在兰德斯泰纳命名的ABO血型的A、B、O字母结尾用"+"或"–"表示一个人有或者没有Rh血型因子。除此以外，还有研究人员发现了MNSSU血型、P型血和D缺失型血等极为稀少的血型系统。不同人种及地区，血型分布也不同，例如中国汉族人口中A型约占31.31%，B型约28.06%，O型约30.86%，AB型约9.77%；而白种人中A型约占40%。Rh阴性血型在白种人中比例较高，约占15%～17%，亚裔中平均不到0.1%。中国人Rh阴性血型的比例为0.3%～0.4%。最稀缺的Rh阴性AB型的人约为万分之三，十分罕见，常被称为"熊猫血"，影视作品中也经常见到。

究竟是什么造成了红细胞的差异？经过科学家的不断研究发现，红细胞膜表面存在着与血型相关的蛋白质，不同血型表达的蛋白质不相同。以ABO血型系统为例（图2.8）：无论哪种血型，红细胞表面都有一种抗原物质叫H抗原。A型红细胞在H抗原表面又添加了一个A抗原，B型则添加了B抗原，AB型加了两种，而O型却是什么都没有添加。我们每个人的免疫系统都认得自己的血型。如果接受了错误血型的输血，人的免疫系统就会奋起回击，把输进来的血当成侵略者。这时我们就可以理解为什么不同血型之间不能输血的原因了。为什么O型血输给其他血型的人没有事情呢？还记得那个每个红细胞都有的H抗原吧？在A型红细胞上也有H抗原，所以A型血的人的免疫系统不认为H抗原是外来者，O型红细胞在A型免疫系统看来似曾相识，就不会把它们当成入侵者。B型、AB型也同样，所以O型血又称为"万能输血者"。那么如果把AB型红细胞输给A型血的人会出现什么情况呢？ A型红细胞输给AB型血的人呢？你自己来分析分析吧。

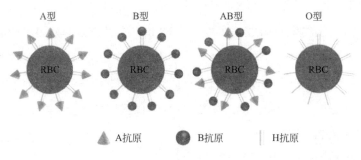

图2.8　ABO血型示意图

图示四种血型的红细胞。A型血红细胞膜表面含有H抗原以及A抗原，B型血红细胞膜表面含有H抗原以及B抗原，AB型血红细胞膜表面含有H抗原以及A、B抗原，而O型血红细胞膜表面仅含有H抗原

为什么我们需要有不同的血型呢？为什么在自然演化过程中出现了血型？血型的意义仅仅在于阻碍不同血型间的输血么？多种动物也有血型，自然界中的它们可并不曾输血哦。巴黎国家科学研究中心的劳荷·赛格瑞尔（Laure

Séguerl）和她的同事所开展的灵长类 ABO 基因调查发现我们的血型非常古老。白眉长臂猿和人类都有 A 型和 B 型血，这两种血型都来自生活在 2000 万年前的共同祖先。实际上，我们的血型可能更为古老。古老血型的意义在哪里呢？有研究者发现，不同血型的人，患某些疾病的概率不同，例如 A 型血更容易患某些胰腺癌、心脏疾病；而 O 型血的人更容易得溃疡。这些疾病并不与血液直接相关，血型为什么会与之关联呢？原来血细胞并不是唯一会产生血型抗原的细胞，血型抗原还会由血管壁、呼吸道黏膜、皮肤和毛发等部位的细胞产生。很多人甚至会在唾液中分泌血型抗原。这也可能是为什么各种血型会存在数百万年的一个线索。我们的祖先需要与无数的病原体进行永无止境的斗争。其中一些病原体可能经过适应，能够利用各种不同的血型抗原。与最为常见的血型适应性最好的病原体优势最大，因为它们能够感染的宿主数量最多。但是，渐渐地，这些病原体将宿主杀死，也毁掉了自己的优势。在此期间，拥有罕见血型的灵长类由于对这些病原体具有抵抗性，数量增多。可以说，正是在这种长期的相互适应、相互选择过程中，演化出了不同的血型。对于群体来说，血型不是一成不变的。

对于个体来说呢？血型遵循孟德尔遗传定律。来自父亲及母亲的一个叫作 ABO 的单一基因血型抗原，ABO 基因的 A 型版本与 B 型有几个关键的突变不同。而 O 型血的人，他们的 ABO 基因发生了一些突变，使其不能产生构建 A 抗原或 B 抗原的酶。父母的血型可以决定子女的血型，其遗传规律如表 2.1 所示。曾几何时，这也是亲子鉴定的一种手段呢，现代版的滴血认亲。当然现在已经有更准确的 DNA 测序技术进行亲子鉴定。

表 2.1 血型遗传规律表

母亲 \ 子女 \ 父亲	A	B	O	AB
A	A, O	A, B, O, AB	A, O	A, B, AB
B	A, B, O, AB	B, O	B, O	A, B, AB
O	A, O	B, O	O	A, B, O
AB	A, B, AB	A, B, AB	A, B, O	A, B, AB

个体血型由遗传决定，但凡事均有例外，ABO血型存在非常罕见的获得性改变，通常是由于感染或肿瘤所致。例如感染了某些细菌，来自细菌的酶使A抗原转变为B抗原，本来是A型血的患者，其红细胞上也发现了某种B抗原。造血系统的恶性肿瘤——白血病，也可能产生遗传与功能上呈异质性的血细胞，其红细胞膜上的A抗原和B抗原可显著减少。这些现象极其少见，对多数人来说，血型是终身不变的。

围绕血型，还有更多的研究。不仅仅是血型的人口、地域、种族分布，还有血型与疾病、血型与饮食的关系，甚至还有人在将血型与性格、星座等联系起来。血型的影响显然已经不再局限于科学领域了。

（仇文颖）

出血以后的那些事

在生活中，身体受到外来伤害，最直观的就是看到伤口出血了。不知你是否观察过，如果伤口不大，在出血部位，很快会形成固体的血痂，直到止血为止。我们都知道血液是在血管中持续流动的，就像行走在城市道路中的交通工具，为全身各处的细胞运送养料和氧，同时带走代谢废物。出现伤口时血管壁的完整性被破坏，血液溢出管道甚至皮肤表面，我们就看到出血的现象。如果不能正常止血，那我们将面临出血而亡的境地。幸而，我们身体内有一套精密的机制，在血管壁损伤时使血液凝固，当受损的血管修复后，该处的血凝块渐渐溶解，又使此处血液保持通畅流动状态。

血液凝固又叫凝血（blood coagulation），是指血液由流动的液体状态变成不能流动的凝胶状态的过程，是生理性止血的重要环节。这是怎么实现的呢？我们知道生鸡蛋的蛋清具有流动性，但煮熟后就变成了固体，因为加热使蛋白质变性，出现了凝固。血液中除了血细胞外也含有多种蛋白质，其中就有一种叫作"纤维蛋白原"的，它是可溶性的，但在某些条件下，"纤维蛋白原"可以转化成为"纤维蛋白"，变成不可溶的状态，而且会形成网络状，各种血细胞被困在纤维蛋白网中，形成团块，就呈现出血液凝固的现象。所以说，血液凝固的实质就是血浆中的可溶性纤维蛋白原变成不可溶的纤维蛋白的过程。

让纤维蛋白原转化成纤维蛋白可不是依靠加热完成的，它需要血液中多种成分的参与。大家最熟悉的恐怕要算是血小板了。血小板不是完整的细胞，它有细胞膜却没有细胞核，体积也比血细胞小得多。在流动的血液中，血小板呈现双面微凸的圆盘状。当血管壁损伤时，它会伸出伪足，黏附到破损部位，同时释放出多种活性物质，吸引更多的血小板向此部位聚集，同时引起局部血管收缩，还会激活血液中其他参与凝血的蛋白质分子。这些直接参与凝血的蛋白质分子学名叫作凝血因子，共计13种，（FⅠ ~ FXⅢ），其中FⅠ就是纤维蛋白原。血小板活化后释放的活性物质能激活凝血因子，产生一系列酶促生化反应，最终使纤维蛋白原转化形成纤维蛋白多聚体，形成不溶性网络，出现凝血。这种纤维蛋白网络与血细胞、血小板组合成的固态凝血块就叫作止血栓或血栓。除了血小板，血管壁损伤也能直接激活凝血因子。少量被激活的凝血因子可以使大量下游凝血因子激活，逐级激活下去，整个凝血过程呈现出强烈的放大现象。因此在生理情况下可以实现迅速止血。

当任一参与凝血的成分存在缺陷时，就会出现易出血现象，例如血小板减少性紫癜，就是由于血小板数量减少引起的皮肤黏膜出现瘀点、瘀斑或内脏出血。另一种遗传性出血性疾病——血友病，是由于凝血因子Ⅷ或Ⅸ缺乏导致，患者最主要的临床表现就是出血，部位可以在皮肤黏膜也可以在关节肌肉。血友病是一种伴X染色体隐性遗传病，有"欧洲祖母"之称的维多利亚女王就携带有致病基因，她的9个孩子中，1个儿子患病，2个女儿为携带者。随着贵族间的通婚，这一疾病传播到包括德国（普鲁士）、西班牙、沙皇俄国在内的多个皇室（图2.9），血友病那时又被称为"皇室病"。

正常情况下，组织损伤后所形成的止血栓在完成止血使命后，将逐步溶解，从而保证血管内血流通畅，也有利于受损组织的再生和修复。这个过程需要血液中另外一组成分：纤维蛋白溶解系统。纤溶酶，顾名思义，使纤维蛋白溶解的酶，可直接作用于纤维蛋白，使蛋白质降解，从而变成可溶状态。血液中纤溶酶是以纤溶酶原的状态存在的，凝血的同时，血管内皮细胞等释放"纤

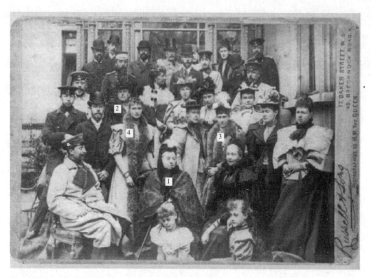

(a)维多利亚女王及其家族1894年在一次婚礼上的照片（数字标示血友病致病基因携带者）

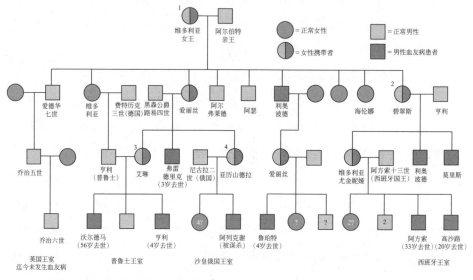

(b)维多利亚女王家族血友病遗传谱系示意图（图中方框代表男性，圆圈代表女性。致病基因携带者用两种颜色表示，患病者用深色表示）

图2.9 维多利亚女王及其家族血友病遗传谱系图

维多利亚女王为血友病致病基因携带者，与阿尔伯特亲王婚后育有9个子女，其中利奥波德为血友病患者，爱丽丝和碧翠斯为血友病致病基因携带者。随着皇室间的通婚，将血友病致病基因传播到普鲁士、沙皇俄国以及西班牙王室

溶酶原激活物"，使无活性的纤溶酶原变成有活性的纤溶酶，作用于纤维蛋白，实现血栓溶解。

可以说，血液中的凝血酶和纤溶酶是对立的双方，当凝血酶势力大时血液趋向凝固，相反，纤溶酶能力强时，血栓溶解，血液不容易凝固。二者协调，保持血液处于动态平衡状态。当凝血系统功能亢进而纤溶系统功能降低时，血管内会出现异常的凝血，形成血栓，甚至阻塞血管，导致相应血流区域出现损伤。这时可以注射外源性纤溶酶原激活物，如尿激酶（u-PA）等，帮助血栓溶解，达到治疗目的。相反，纤溶系统功能亢进时容易出血，可以通过抗纤溶的药物纠正。有些蛇毒中就具有影响凝血与纤溶系统的成分，不同种类的毒蛇毒液中可能含有凝血酶或止凝酶，所以不同毒蛇咬伤处置方法也是不一样的。

（仇文颖）

体内阵容强大的隐形战斗部队

每个国家都有国家机器：军队，负责抵御外敌，保卫国家安全；警察，监督着国家内部的运行状况，维护国家稳定。我们的身体内也有一支这样的部队，这就是我们的免疫系统（immune system）。它由免疫器官、免疫组织、免疫细胞和免疫分子组成。这其中，免疫细胞就像军队中的士兵，既能够单兵作战直接打击敌人，也能操作各种武器，对敌人实施远程打击，当然也少不了各种担负后勤保障、侦察，甚至清扫战场等任务的兵种。这些士兵就是我们体内多种免疫细胞，包括T淋巴细胞、B淋巴细胞、自然杀伤细胞（natural killer，NK细胞）、中性粒细胞、肥大细胞、嗜碱性粒细胞、嗜酸性粒细胞、巨噬细胞、树突状细胞等。不同功能的免疫细胞聚集在一起，就组成不同的免疫组织和免疫器官，包括中枢免疫器官（胸腺、骨髓）和外周免疫器官（脾脏、淋巴结、黏膜相关淋巴组织、皮肤相关淋巴组织等）。什么是所谓的免疫分子呢？一类免疫分子就像是士兵手中的武器，直接或间接对敌人实施打击；另一类具有识别能力，帮助士兵识别自己与异己；还有的能够调动其他免疫细胞的积极性，调节免疫细胞的活性。通过免疫分子以及免疫细胞间的协作，机体能够识别和清除外来入侵的物质，如病原微生物等。这种防止外界病原体入侵和清除已入侵病原体及其他有害物质的功能被称为免疫防御，类似于军队。此外，机体还通过免疫系统识别和清除体内发生突变的肿瘤细胞、衰老细胞、死亡细胞或其他有害的成分。这种随时发现和清除体内出现的"非己"成分的功能被称为免疫监视，类似于国家安全部与警察。国家机器也有自身的监督系统，免疫细胞间通过各种调节机制使免疫系统自身内环境保持稳定，不能对自己的健康细胞实施打击也不能放过入侵的外来异物，这种功能被称为免疫自身稳定。

让我们先来认识一下隐形战斗部队中最重要的几个兵种。

B淋巴细胞（又名B细胞）起源于一种称为造血干细胞的细胞，它们首先在骨髓发育，成熟后迁移到全身的淋巴结、脾脏以及其他淋巴组织。一旦遇到"敌人"（抗原）后迅速被激活，增殖、分化成为浆细胞或记忆型B细胞。浆细胞能够合成分泌抗体，在局部或通过循环到达全身，对"敌人"实施打击。所以即使是一个局部的感染，也可以让机体全身都能获得有针对性的抗体。这种免疫就叫作体液免疫。

T淋巴细胞（又名T细胞）也起源于造血干细胞，但在胸腺中发育成熟，然后再随血循环到周围淋巴器官。T细胞被激活后，分化增殖形成多种具特殊性的效应T淋巴细胞。其中"细胞毒性"T淋巴细胞（Tc）能识别受病毒感染的体细胞或肿瘤细胞，通过分泌穿孔素等物质，消灭"坏细胞"，这可以说是一种直接的打击。所以T细胞参与这种特异性免疫反应叫作细胞免疫。除了Tc细胞外，还有一些具有调节功能的T淋巴细胞，可促进或抑制B淋巴细胞或T淋巴细胞的增殖与免疫功能，分别叫作辅助性T淋巴细胞（Th）和抑制性T淋巴细胞（Ts）。人类免疫缺陷病毒（HIV）感染的就是体内的Th细胞，进而影响体内T淋巴细胞、B淋巴细胞行使功能，造成机体免疫力下降，增加机会性感染和肿瘤的发生。

由上述可知，T、B两种淋巴细胞在各自既定的区域定居、繁殖。受抗原激活即分化增殖，产生效应细胞，行使其免疫功能。但两种细胞都不能直接识别入侵的外来物质，它们需要其他细胞的辅助，这种辅助细胞包括树突细胞和巨噬细胞等。以巨噬细胞为例，它们就像侦察兵一样，在全身各处游走。一旦遇到异物或者自身变异的细胞，立刻进行吞噬。吞噬的同时还要发出T淋巴细胞、B淋巴细胞能够识别的信号，传送给这两种细胞，将它们激活。于是启动了针对这种事态的全身防御。

我们体内的淋巴器官就是这几个兵种的混合编制队伍，不同器官其兵种组成不同，行使的功能也有差异。中枢性免疫器官是淋巴细胞发育成熟的场所。骨髓位于骨髓腔，是造血器官，同时也是中枢性免疫器官，是各类血细胞和免疫细胞发生及成熟的场所。B淋巴细胞就是在这里成熟，可以说就像B淋巴细胞的新兵连。胸腺位于胸骨后，心脏的前上方，是另一个中枢性免疫器官，它是T淋巴细胞的新兵连。人胸腺的大小和结构随年龄的不同具有明显的差异，出生时胸腺重15～20克，以后逐渐增大，至青春期可达30～40克，青春期后，胸腺随年龄增长而逐渐萎缩退化，到老年时基本被脂肪组织所取代。随着胸腺的逐渐萎缩，功能衰退，细胞免疫力下降，对感染和肿瘤的监视功能减低。

外周淋巴器官是免疫应答发生的场所，这里才是真正的战场。从中枢淋巴器官迁移出的成熟淋巴细胞驻扎到这里，遇到抗原刺激就会发生分化，或者分泌抗体，或者自身增殖分化成为具有直接打击变异细胞的"战士"。脾是人体最大的外周免疫器官。T淋巴细胞、B淋巴细胞和辅助细胞共同形成了白髓、红髓的结构。红髓中有大量血液。脾可以净化血液中的抗原物质，同时也清除血液中衰老的血细胞。淋巴结可以说是数量最多的外周免疫器官，人全身有500～600个淋巴结，广泛分布于全身。全身各处的组织液至少要通过一个淋巴结的过滤才能回到血液循环中，因此，淋巴结也是重要的免疫场所。另外，在我们的呼吸道、胃肠道及泌尿生殖道黏膜固有层和上皮细胞下均散在有无被膜淋巴组织，以及某些带有生发中心的器官化的淋巴组织，如扁桃体、小肠的派氏集合淋巴结及阑尾等可以称为黏膜相关淋巴组织。这里是免疫应答的第一线，外界入侵的异物（病原体）穿透皮肤或黏膜后，巨噬细胞首先从毛细血管中逸出，聚集到病原体所在部位，黏膜相关淋巴组织首先发挥防御功能。多数情况下，病原体被吞噬杀灭。若未被杀死，它们则经淋巴管到附近淋巴结，此时在淋巴结内的免疫细胞进一步对它们发起攻击，将它们消灭。淋巴结的这种

"过滤性杀灭作用"在人体免疫防御能力上占有重要地位，一般只有毒力强、数量多的病原体才有可能不被完全阻挡而侵入血流及其他脏器。幸运的是在血液、肝、脾或骨髓等处的这些"战士"还会对病原体继续进行吞噬杀灭。

所以人体的免疫系统像一支既庞大又精密的军队，24小时昼夜不停地警惕着可能的入侵者，或者我们体内的"叛逆者"（如癌细胞），保护着我们的健康。这是一个了不起的杰作！在任何一秒内，免疫系统都能协调调派不计其数、不同职能的免疫"部队"从事复杂的任务。它不仅时刻保护我们免受外来入侵物的危害，同时也能预防体内细胞突变引发癌症的威胁。有人不无道理地夸张认为，如果没有免疫系统的保护，即使是一粒灰尘就足以让人致命。根据医学研究显示，人体90%以上的疾病与免疫系统失调有关。而人体免疫系统的结构是繁多而复杂的，并不在某一个特定的位置或是器官，相反它是由人体多个器官共同协调运作。当我们喉咙发痒或眼睛流泪时，都是我们的免疫系统在努力工作的信号。长久以来，人们因为阑尾和扁桃体没有明显的功能而选择割除它们，但是最近的研究显示阑尾和扁桃体内有大量的淋巴结，这些结构同样能够协助免疫系统运作。

自从抗生素发明以来，科学界一直致力于药物的发明，期望它能治疗疾病，然而研究人员逐渐发现，化学药物的使用只会刺激免疫系统中的某种成分，却无法替代免疫系统的功能，并且还会扰乱免疫系统平衡，产生对人体健康有害的副作用。倒是人体本身的防御机制——免疫系统，具有不可思议的力量。而适当的营养却能使免疫系统全面有效地运作，有助于人体更好地防御疾病、克服环境污染及毒素的侵袭。

小贴士 TIPS

免疫系统颇为复杂，希望了解更多有关免疫系统的结构、功能知识可参阅大学教材《组织学与胚胎学》、《免疫学》相关内容。

（仇文颖）

他为什么喷嚏连连 ↖

阳春三月，春暖花开，正是欣然出游时。然而，有些朋友到了这个季节却会感到异常难受：流涕，喷嚏，皮肤瘙痒，荨麻疹甚至休克。怎么回事？有人告诉他这是过敏啦！过敏又是怎么回事呢？

过敏其实是机体免疫系统对外界做出的一种过度的防御性反应，是身体对一种或多种物质的不正常反应，而这些物质对大多数人是无害的。各种过敏原对人体来说就是一种异物，免疫系统会对它进行识别，然后通过一定的机制对其进行清除。不幸的是，当清除的力量过强时，就可能对机体产生损害，发生上述我们提到的过敏表现。如果我们把这种免疫防御过程放到现实生活中来看的话，过敏可以简单地理解为"城门失火，殃及池鱼"。

过敏反应又称变态反应。变态反应一词源于奥地利的一位医学家于1906年发表的一篇名为"Allergie"的论文，意即"改变了的反应性"，指一类当时对其发生机制完全不清楚的特殊反应。这位医学家当时观察到，当应用破伤风抗毒血清治疗破伤风病时，多数患者获得了良好的疗效，但有个别患者在再次应用同一血清时，都发生了严重的甚至致死的反应。他推测这类反应的发生，可能是机体的反应性发生了改变，导致异常反应。从而提出了"变态反应"的概念。以后经过大量的动物试验和临床观察，对其本质有了进一步的认识。1975年变态反应才有了较准确的定义：变态反应是由不同的免疫机制导致的对机体不利的生理过程。正常的免疫反应，对异体物质产生排斥，使机体得到保护，而变态反应，则是机体对这类抗原物质的过强反应，它导致组织损伤，产生轻重不等的危害。

造成这种反应的主要起因是由于变态反应病患者体内产生了过多的一种特殊的抗体，称免疫球蛋白E（IgE）。原来在我们人体内有两种免疫细胞直接参与过敏反应，它们就是肥大细胞和嗜碱粒细胞。它们广泛分布于鼻黏膜，肠胃黏膜以及皮肤下层结缔组织中的微血管周围和内脏器官的包膜中。它们的细胞质中含有许多分泌颗粒，颗粒中含有组胺、白三烯、5-羟色胺、激肽等介质。它们的细胞膜上有这种特殊的免疫球蛋白（抗体）IgE的受体，可以与之特异性结合。机体第一次遇到过敏原后，体内的B淋巴细胞被激活，产生相应抗体，清除异物。这些抗体中的IgE就会结合到肥大细胞或嗜碱性粒细胞的细胞膜上。当机体再次遇到同样的过敏原时，过敏原就能直接被肥大细胞等表面的IgE直接识别，识别引起肥大细胞的脱颗粒反应，细胞内含的活性物质释放，导致平滑肌收缩、毛细血管扩张、通透性增强、黏液分泌。这些反应其本意是要清除这些异物，却不料导致产生那些令人难以忍耐的症状与表现。

通常人体怎样抵御刚吸入的有害物质呢？用黏液！黏液是人体的黏膜内层分泌出来一种液体，一般比较浓稠，有抗菌功效。痰是专指下呼吸道感染所产生的黏液，鼻涕是鼻腔内产生的黏液。你流鼻涕、咳嗽，痰和鼻涕就带着有害物质离开体内。如果要抵御在皮肤上的一些有害物质，那就用瘙痒，你便会尽量避免与其接触，或者通过不断挠痒将其从皮肤上去除。当这种防御性反应"过激"时，就变成了我们不喜欢的"过敏"：支气管平滑肌过度收缩会引起哮喘，毛细血管扩张、通透性增强可能导致水肿，甚至过敏性休克，引起组织损伤。变态反应一般分为Ⅰ型、Ⅱ型、Ⅲ型、Ⅳ型，常说的变态反应（过敏）是指Ⅰ型变态反应。

在自然界，花粉是一种主要的致敏原。每当春暖花开之际，最容易引起花粉过敏的多为种子树，如构树、蓖麻、地肤、法国梧桐等。这些植物花粉量大、体积小，空气中含量高，在风起的日子更容易传播，所以花粉过敏者应尽量避免直接接触。除了花粉外，常见的致敏原还包括粉尘、异体蛋白、化学物质、紫外线，甚至几百种如蜱、螨这类小型蛛形动物，有些过敏甚至查不到过敏原。过敏性疾病（含过敏性综合征）的发病率大约为20%。从新生儿到中老年人各年龄阶段都有发生，没有明显的性别特征但有显著的遗传性特征。据专家研究表明，过敏性疾病增加的主要原因可能有两个方面：一方面是由于人们生活水平的提高，在饮食中摄入了大量的鸡蛋、肉制品等高蛋白、高热量饮食，结果导致体内产生抗体的能力亢进，因而遇到花粉等抗原时，就更容易发生变态反应。另一方面是因为大气污染、水质污染及食品添加剂的大量应用，导致人体接触更多的抗原物质，促使人类发生变态反应性疾病。当我们将引起过敏性疾病的主要原因研究清楚了，对该类疾病的防治便有更好的办法了。

（仇文颖）

眼观六路 ↖

东汉有位著名的经学家郑玄曾说："眼，出大貌也。"意思是指眼对于人的容貌仪表是十分重要的，其实不仅如此，眼睛还是我们心灵的窗户，透过眼睛，我们可以观察世界，可以进行心与心的交流。我们要保护好我们的眼睛，那么一定要了解一下眼睛的构造。

眼球的构造分眼球壁和内容物两部分。眼球壁分3层，由外向内顺次为纤维膜、血管膜和视网膜 [图2.10（a）]。

纤维膜厚而坚韧，由致密结缔组织构成，为眼球的外壳，主要是起保护作用。其可分为前方的角膜和后方的巩膜。角膜是无色透明的，巩膜是乳白色不透明部的。角膜：位于眼球前部中间，略向前凸，厚度中央约0.5 ~ 0.55毫米周边约1毫米。为了保持透明，角膜并没有血管，通过泪液及房水获取养分及氧气。角膜除了透光外，还为眼睛提供大部分屈光力，加上晶状体的屈光力，光线才可准确地聚焦在视网膜上构成影像。角膜有十分敏感的神经末梢，我们都有这种体会，如有外物碰到眼睛，眼睑便会不由自主地合上以保护眼睛。在组织学上，角膜分为5层，医生为了治疗近视，便根据角膜具有一定的厚度和巨大的屈光能力，发明了Lasek手术。就是在角膜上用上皮刀切出一个厚度为60 ~ 80微米、直径8 ~ 10毫米，蒂的弧度为30°的上皮瓣，掀开上皮瓣后用准分子激光进行原位磨镶来改变角膜的屈光度从而达到矫正近视、散光的目的，而后上皮瓣复位。目前这种手术在我们国家已经广泛开展，短期没有明显的副作用，但长期结果尚待观察。巩膜：占眼球后部约4/5，乳白色，不透明，用来保护眼球内部结构。巩膜和角膜交界处有眼房水流出的通道——环状的巩膜静脉窦，起着调节眼压的作用。如果房水回流障碍，会导致眼内压增高，临床上称为青光眼。

中层（血管膜）是眼球壁的中层，位于纤维膜与视网膜之间，富含血管和色素细胞，有营养眼内组织的作用，并形成类似于暗室的结构，有利于视网膜对光色的感应。血管膜由后向前分为脉络膜、睫状体和虹膜3部分。脉络膜：呈棕色，衬于巩膜的内面，用来营养眼球。睫状体：是血管膜中部的增厚部分，呈环状围于晶状体周围，形成睫状环，其表面有许多向内面突出并呈放射状排列的皱褶，称睫状突。睫状突与晶状体之间由纤细的晶状体韧带连接。在睫状体的外部有平滑肌构成的睫状肌，收缩时可向前拉睫状体，使晶状体韧带松弛，晶状体厚度增加，屈光度随之增加。虹膜：是血管膜的最前部，呈环状，位于晶状体的前方，将眼房分为前房和后房。虹膜就是我们平常所说的黑眼珠，颜色有种族差异，白种人的有蓝色、黄色、褐色等。虹膜的周缘连于睫状体，其中央有一孔以透过光线，称瞳孔。虹膜内分布有色素细胞、血管和肌肉。虹膜肌有两种：一种叫瞳孔括约肌，围于瞳孔缘，其收缩可缩小瞳孔；另一种为放射状肌纤维，称为瞳孔开肌，其收缩可开大瞳孔。光线强时，瞳孔缩小，光线弱时，瞳孔扩大，通过瞳孔的缩放来调节光线进入眼内。

内层（视网膜）是眼球壁的最内层，有许多对光线敏感的细胞，能感受光的刺激。可分为视部和盲部。视部：衬于脉络膜的内面，且与其紧密相连，薄而柔软。生活时略呈淡红色，死后混浊，变为灰白色，易于从脉络膜上脱落。在视网膜后部有一视乳头，是视神经纤维穿出视网膜处，没有感光能力，又称盲点。视网膜中央动脉由此分支呈放射状分布于视网膜。在视网膜中央区有感光最敏锐部分，即黄斑。视网膜视部的外层是色素上皮层，内层是神经层。神经层由浅向深部由3级神经元构成。最浅层为感光细胞，有两种细胞，即视锥细胞和视杆细胞。前者有感强光和辨别颜色的能力；后者有感弱光的能力。鸡由于没有视杆细胞，所以到了晚上就看不见东西了，也就是夜盲症。第2级神经元为双极神经元，是中间神经元。第3级为多极神经元，称为神经节细胞，其轴突向视网膜乳头集中，成为视神经。视网膜盲部，无感光能力，外层为色素上皮，内层无神经元，被盖在睫状体及虹膜的内面。

眼球内容物是眼球内一些无色透明的折光结构，包括晶状体、眼房水和玻璃体，它们与角膜一起组成眼的折光系统。晶状体呈双凸透镜状，透明而富有弹性，位于虹膜和玻璃体之间。周缘由晶状体韧带连于睫状突上，其实质由多层纤维构成。晶状体曲度过大，使物像落在视网膜前方，形成近视；晶状体曲度过小，使物像落在视网膜后方，形成远视。眼房是位于角膜和晶状体之间的腔隙，被虹膜分为前房和后房。眼房水为无色透明液体，充满于眼房内，主要由睫状体分泌产生，然后在眼前房的周缘渗入巩膜静脉窦而至眼静脉。眼房水有运输营养物质和代谢产物、折光和调节眼压的作用。玻璃体为无色透明的胶冻状物质，充满于晶状体与视网膜之间，外包一层透明的玻璃体膜。玻璃体除有折光作用外，还有支持视网膜的作用。

眼的屈光装置由角膜、房水、晶状体和玻璃体四部分构成，共同特点是无色、透明，允许光线通过。任何一部分的病变，均会影响视力，形成屈光不正，如近视或远视。

眼球在调节静止的状态下，来自5米以外的平行光线经过眼的屈光后，焦点恰好落在视网膜上，能形成清晰的像，具有这种屈光状态的眼称为正视眼。其焦点落在视网膜前，不能准确地在视网膜上形成清晰的像，称为轴性近视。对来自近处目标的分散光线却具有高度适应能力，只要目标向眼前移动到一定距离，就能获得清晰的视力。所以，近视眼看近距离目标清晰，看远模糊，以凹球面透镜可矫正。近视眼大多是由于睫状肌长期过度疲劳导致，所以我们一定要养成良好的用眼习惯。而我们通常所说的老花眼是由于晶状体弹性减弱而导致的看近物不清楚，需要以凸面镜矫正。

白内障是各种原因如老化、遗传等引起晶状体代谢紊乱，导致晶状体蛋白质变性而发生混浊［图2.10（b）］。本病可分先天性和后天性，而我们大部分人由于年龄增长导致的白内障属于后天性，即老年性白内障，又叫年龄相关性白内障，多见于40岁以上，且随年龄增长而增多，与多因素相关，如与老年人代谢缓慢发生退行性病变有关，也有人认为与日光长期照射、内分泌紊乱、代谢障碍等因素有关，根据初发混浊的位置可分为核性与皮质性两大类。皮质性白内障以晶状体皮质灰白色混浊为主要特征，其发展过程可分为四期，即初发期、未成熟期、成熟期、过熟期。核性白内障，晶状体混浊从晶状体中心部位开始出现密度增加，逐渐加重并缓慢向周围扩展，早期呈淡黄色，随着混浊加重，色泽渐加深如深黄色、深棕黄色，核的密度增大，屈光指数增加，患者常诉说老视减轻或近视增加，早期周边部皮质仍为透明，因此，在黑暗处瞳孔散大视力增进，而在强光下瞳孔缩小视力反而减退，故一般不等待晶状体皮质完全混浊即行手术。

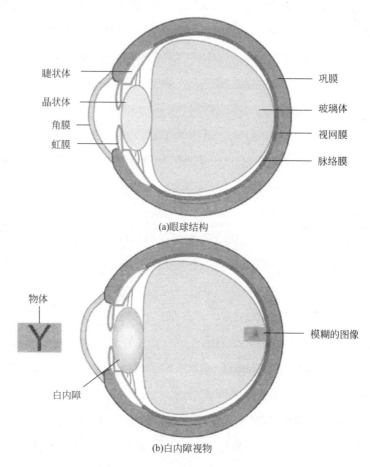

睫状体　巩膜
晶状体　玻璃体
角膜　视网膜
虹膜　脉络膜

(a)眼球结构

物体
模糊的图像
白内障

(b)白内障视物

图2.10　眼部结构和白内障视物示意

眼球由眼球壁和内容物组成，眼球壁从外向内依次为巩膜和角膜构成的纤维膜、脉络膜、睫状体、虹膜构成的中层，以及内层的视网膜。内容物包括房水、晶状体和玻璃体。白内障为晶状体出现蛋白变性混浊，造成视物模糊

白内障的诊断依据世界卫生组织从群体防盲、治盲角度出发，对晶状体发生变性和混浊，变为不透明，以至影响视力，而矫正视力在0.7或以下者，方

可诊断为白内障。白内障药物治疗没有确切的效果，目前治疗主要通过手术。白内障超声乳化术为近年来国内外开展的新型白内障手术。使用超声波将晶状体核粉碎使其呈乳糜状，然后连同皮质一起吸出，术毕保留晶状体后囊膜，可同时植入房型人工晶状体。老年性白内障发展到视力低于0.3，或白内障的程度和位置显著影响或干扰视觉功能，患者希望有好的视觉质量，即可行超声乳化白内障摘除手术。其优点是切口小、组织损伤少、手术时间短、视力恢复快。

（刘伟）

耳听八方 ▶

平心而论，耳属于长相并不是很好看的人体器官，而且似乎有些怪异，但是若一个人缺了耳朵，或是它"不干了"，那么他的苦难也就来临了。

耳包括外耳、中耳和内耳三部分（图2.11）。听觉感受器和位觉感受器位于内耳，因此耳又叫位听器。外耳包括耳郭和外耳道两部分。在外耳道的皮肤上生有耳毛和一些腺体，腺体的分泌物和耳毛对外界灰尘等异物的进入有一定的阻挡作用，混合后就形成了我们常说的耳屎。耳郭的外面有一个大孔，叫外耳门，与外耳道相接。耳郭呈漏斗状，有收集外来声波的作用。它的大部分由位于皮下的弹性软骨作支架，下方的小部分在皮下只含有结缔组织和脂肪，这部分叫耳垂。在我们国家民俗的说法中耳垂的大小和福气有关，如刘备有大耳垂的美誉。耳郭在临床应用上是耳穴治疗和耳针麻醉的部位，而耳垂还常作临床采血的部位。外耳道是一条自外耳门至鼓膜的弯曲管道，长2.5～3.5厘米，靠外面1/3的外耳道壁由软骨组成，内2/3的外耳道壁由骨质构成。鼓膜为半透明的薄膜，呈浅漏斗状，凹面向外，边缘固定在骨上。外耳道与中耳以它为界。经过外耳道传来的声波，能引起鼓膜的振动。

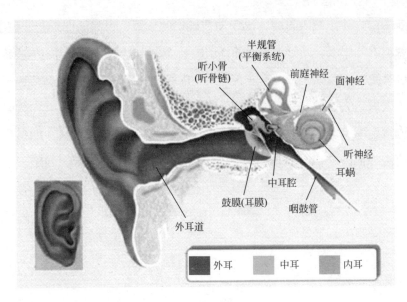

图2.11　耳部结构示意图

耳包括外耳、中耳和内耳三部分。外耳包括耳郭和外耳道两部分。外耳道与中耳以鼓膜为界。鼓室位于鼓膜和内耳之间，是中耳的主要组成部分，里面有：锤骨、砧骨和镫骨三块听小骨。内耳包括前庭、半规管和耳蜗三部分，听觉感受器和位觉感受器位于内耳

　　鼓室位于鼓膜和内耳之间，是一个含有气体的小腔。鼓室是中耳的主要组成部分，里面有3块听小骨（锤骨、砧骨和镫骨），镫骨的底板附着在内耳的卵圆窗上。3块听小骨之间由韧带和关节衔接，组成为听骨链。鼓膜的振动可以通过听骨链传到卵圆窗，引起内耳里淋巴的振动。

　　鼓室的顶部有一层薄的骨板把鼓室和颅腔隔开。某些类型的中耳炎能腐蚀、破坏这层薄骨板，侵入脑内，引起脑脓肿、脑膜炎。所以患了中耳炎要及时治疗，不能大意。鼓室有一条小管——咽鼓管从鼓室前下方通到鼻咽部。它是一条细长、扁平的管道，全长3.5～4厘米，靠近鼻咽部的开口平时闭合着，只有在吞咽、打呵欠时才开放。咽鼓管的主要作用是使鼓室内的空气与外界空气相通，从而使鼓膜内外的气压维持平衡，这样，鼓膜才能很好地振动。鼓室内气压高，鼓膜将向外凸；鼓室内气压低，鼓膜将向内凹陷，这两种情况都会影响鼓膜的正常振动，影响声波的传导。人们乘坐飞机，当飞机上升或下降时，气压急剧降低或升高，因咽鼓管口未开，鼓室内气压相对增高或降低，就会使鼓膜外凸或内陷，因而使人感到耳痛或耳闷。此时，如果主动作

吞咽动作，咽鼓管口开放，就可以平衡鼓膜内外的气压，使上述症状得到缓解。

内耳包括前庭、半规管和耳蜗三部分，由结构复杂的弯曲管道组成，所以又叫迷路。迷路里充满了淋巴液，前庭和半规管是位觉感受器的所在处，与身体的平衡有关。前庭可以感受头部位置的变化和直线运动时速度的变化，半规管可以感受头部的旋转变速运动，这些感受到的刺激反映到中枢以后，就引起一系列反射来维持身体的平衡。耳蜗是听觉感受器的所在处，与听觉有关。

那么听觉是怎样形成的呢？当外界声音由耳郭收集以后，从外耳道传到鼓膜，引起鼓膜的振动。鼓膜振动的频率和声波的振动频率完全一致。声音越响，鼓膜的振动幅度也越大。鼓膜的振动再引起3块听小骨同样频率的振动。振动传导到听小骨以后，由于听骨链的作用，大大加强了振动力量，起到了扩音的作用。听骨链的振动引起耳蜗内淋巴液的振动，刺激内耳的听觉感受器，听觉感受器兴奋后所产生的神经冲动沿位听神经中的耳蜗神经传到大脑皮质的听觉中枢，产生听觉。

（刘伟）

闻香识人

奥斯卡获奖影片《闻香识女人》中双目失明的史法兰中校可以准确地说出身边女士使用的香水品种，并依此判断出她们的性格特点，因此受到女士的青睐。现实生活中也有这样一群人，他们能识别出4千多种香水的细微差别。他们就是被法国人幽默地称为"超级鼻子"的、各大香水品牌的调香师。人类到底能分辨出多少种气味呢？目前教科书上普遍公认的是1万种左右，然而来自美国洛克菲勒大学的科学家们在2014年3月《科学》杂志上发表的一篇文章中提出，人类至少能分辨出1兆以上不同的嗅觉刺激。

那么人类又是如何辨别气味的？这个问题困扰了科学家许多年。同样是感官，对于视觉产生机制的研究早在1911年就获得了诺贝尔生理学或医学奖，随后又分别在1914年、1967年和1981年多次获奖。对于听觉的研究也在1961年获得诺贝尔奖，美国人贝凯西发现的"耳蜗感音的物理机制"使得人们对于听觉的产生有了进一步的了解。但是嗅觉的产生机制直到2004年才被美国科学家理查德·阿克塞尔和琳达·巴克所揭晓。他们两人因为在气味受体和嗅觉系统组织方式的研究中做出卓越贡献，而获得诺贝尔生理学或医学奖。

嗅觉的产生简单地说可以分成气体刺激被嗅上皮接收、产生冲动沿神经向大脑传导、最终在嗅觉中枢经过加工处理产生气味的感觉这几个部分。其中嗅觉产生的第一步，也是关键的一步——气味感知，是在鼻腔中由嗅细胞完成的。与其他感官的感受器都不同，嗅细胞是一种神经元，属于中枢神经系统。而其他感受器多位于上皮细胞，经过一系列传递才能到达神经系统。嗅细胞的两端都有突起，一端稍短，埋在鼻腔表面的黏液中，突起上有能感受化学刺激的嗅觉感受器。而它另一端的突起则较长，参与构成嗅神经，负责向大脑的嗅觉中枢传递神经冲动（图2.12）。当环境中气态的化学刺激物溶解于鼻腔表面的黏液后，嗅细胞表面的嗅觉感受器与之结合。嗅细胞（神经元）因此被激活，继而产生神经冲动，沿嗅神经向嗅觉中枢传导。

嗅细胞分布于鼻腔上鼻道及鼻中隔后上部的嗅上皮中（图2.12）。鼻腔的样子有点像个大山洞，嗅上皮位于山洞的最高处，而洞壁（鼻腔的其他部分）则覆盖着具有清除灰尘和病原微生物、湿润空气等作用的呼吸上皮。当人们感冒时，呼吸上皮和腺体分泌大量黏液，也就是我们常说的鼻涕，将山洞底部堵住，从洞口（鼻孔）进入的气味分子无法扩散到洞顶的嗅上皮，人们也就闻不到味道了。

但是"久居芝兰之室而不闻其香，久入鲍鱼之肆而不闻其臭"可跟感冒闻不到味道不是一个道理，而是嗅觉的一个突出特点——适应快。当某种气味突然出现时，可引起明显的嗅觉，但当这种气味持续存在时，感觉就会很快减弱，甚至消失了。

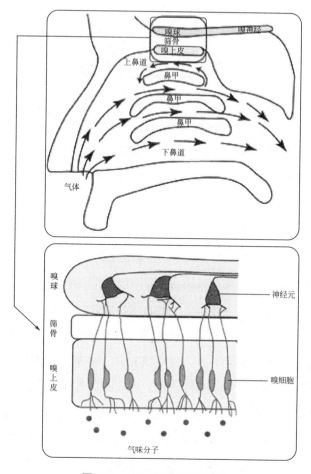

图2.12　嗅上皮和嗅觉感受器

嗅上皮分布于鼻腔顶端（红框），嗅上皮中的嗅细胞为神经元，朝向鼻腔一侧的神经元突起较短，有感受化学刺激的受体。当气体被吸入鼻腔后，不同的气味分子与不同的受体结合，产生神经冲动。嗅细胞另一端的突起较长，将产生的神经冲动传向嗅球及更高级的嗅觉神经中枢，最终产生嗅觉

　　有些患者由于一些原因导致嗅上皮或者嗅神经等部位受损而闻不到味道，科学家也发现许多阿尔茨海默病和帕金森综合征的患者，在发病几年或十几年前就出现了嗅觉减弱，甚至丧失的症状。嗅觉丧失与神经系统功能改变之间的关系还不得而知，科学家希望能发现其中的奥秘，使这些神经性疾病能在发生早期能被发现，从而及早干预，及早治疗。

（钱晓菁）

五味俱全 ↖

"民以食为天"，从生命科学来理解即是食物在我们的生活中占据非常重要的地位，不仅是我们生存的必需品，还是丰富生活的调味品，正是各种各样风味的美食使我们的生活变得灿烂多姿。我们经常说到某某食物口感很好，这个口感是什么呢，就是味觉。味觉是指食物在人的口腔内对味觉器官化学感受系统的刺激并产生的一种感觉。

我们经常把人生比喻成五味人生，即酸甜苦辣咸。然而从味觉的生理角度分类，目前被广泛接受的基本味道有4种，包括苦、咸、酸、甜。它们是食物直接刺激味蕾产生的。食物必须有一定的水溶性才可能有一定的味感，完全不溶于水的物质是无味的，溶解度小于阈值的物质也是无味的。水溶性越高，味觉产生得越快，消失得也越快，一般呈现酸味、甜味、咸味的物质有较大的水溶性，而呈现苦味的物质的水溶性一般。在4种基本味觉中，人对咸味的感觉最快，对苦味的感觉最慢，但就人对味觉的敏感性来讲，苦味比其他味觉都敏感，更容易被觉察。那么，可能有人会质疑，辣味难道不是味觉吗？准确来说，辣味并不是一种味道，而是一种刺激，就像你把切好的辣椒放在眼睛旁边会感觉到刺激一样。切洋葱的时候，感到眼睛很辣，摸过辣椒的手会发热，就是因为辣是一种刺激，刺激口腔黏膜、鼻腔黏膜、皮肤，这些部位广泛分布的神经末梢受到刺激而引起的一种痛觉。这是人体的自我保护机制，在少儿时期，妈妈总是告诫孩子，这个东西辣，不能吃，辣的食品会被当成一种有害的物质被排斥。成人吃辣过度后，会出现胃肠道受刺激而导致上吐下泻的情况。

那么感觉味觉的器官大家都知道主要是舌头，舌头除了搅拌食物，辅助发音外，它是通过什么来感受味觉呢，在舌体黏膜上有密集的小突起叫舌乳头，根据其形态可将舌乳头分为丝状乳头、菌状乳头、叶状乳头、轮廓乳头4类[图2.13（a）]。

丝状乳头细而长，呈白色丝绒状，遍布舌体表面，由于其浅层上皮细胞不断角化脱落，并和食物残渣共同附着在舌黏膜的表面形成舌苔，健康人舌苔很淡薄。中医中的望诊，其中对健康舌的描述就是淡红舌、薄白苔。丝状乳头没有味蕾分布。菌状乳头散在于丝状乳头之间，顶端稍膨大而钝圆，就是我们肉眼看到舌头表面红色的点状物。叶状乳头位于舌侧缘后部，呈皱襞状，人类不发达。而最大的轮廓乳头有7～11个，排列在界沟的前方，乳头顶端特别膨大，呈圆盘状，周围有环状沟环绕。轮廓乳头、菌状乳头、叶状乳头以及软腭、会厌等处的黏膜上皮中有味觉感受器——味蕾。

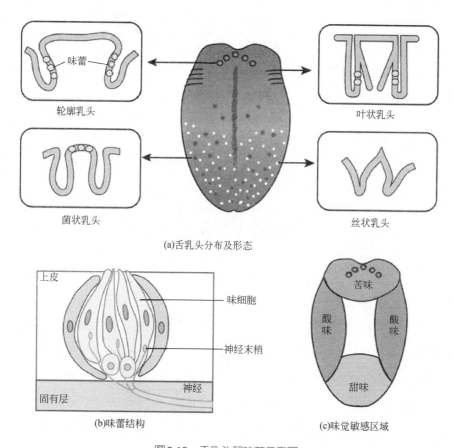

(a)舌乳头分布及形态

(b)味蕾结构

(c)味觉敏感区域

图2.13　舌乳头和味蕾示意图

　　丝状乳头遍布舌体表面［（a）中白色小点］；菌状乳头散在于丝状乳头之间，即肉眼所见舌表面红色点状物［（b）中深色圆点］；叶状乳头位于舌侧缘后部，轮廓乳头个体较大，排列在界沟的前方。除丝状乳头外，其他三种乳头表面都有味蕾分布。味蕾为卵圆形小体，其中的味细胞可以接受食物刺激，将信号传递给与之形成突触的神经末梢，再通过神经传递到大脑，产生味觉。不同部位的味蕾对一种或几种基本味觉刺激更为敏感

味蕾是椭圆形小体［图2.13（b）］，由味细胞（感觉性上皮）和其他细胞组成。味细胞和味觉神经末梢形成突触。当食物刺激口腔内的味蕾时，味细胞将感受到的刺激传递给与之形成突触的神经末梢，再经过神经传导到大脑的味觉中枢，最后通过大脑的综合分析产生味觉。

就个别味蕾或味细胞来说，对酸、甜、苦、咸这4种基本味觉的感知并非特异性，因为每一个味细胞膜上大多都有两种以上的基本味觉受体，90%以上的味细胞能接受两种以上的基本味觉刺激。所有的味蕾都能感受4种基本味觉，但不同部位的单个味蕾可对一种或几种基本味觉刺激最为敏感，如舌尖处的味蕾对甜物质敏感，舌侧缘则对酸物质敏感，舌尖和舌侧缘处味蕾都对盐类，尤其含氯离子的物质敏感，舌后部、腭部、咽部和会厌等部位对苦物质敏感［图2.13（c）］。

（刘伟）

头晕目眩

相信大家都有晕车或晕船的经历，其实这是属于晕动病。晕动病是汽车、轮船或飞机运动时所产生的颠簸、摇摆或旋转等任何形式的加速运动，刺激人体的前庭神经而发生的疾病。患者大多数会有恶心、面色苍白、出冷汗、呕吐等症状。由于运输工具不同，可分别称为晕车病、晕船病、晕机病（航空晕动病）以及宇宙晕动病。由于呕吐症状明显，人们一定会想到这些晕动病是否与神经系统或是消化系统有关，但事实上，它与我们耳朵的关系最为密切。

耳朵除了和听觉相关外，它的内耳部分——前庭器，是人体平衡感受器官，它包括三对半规管和前庭的椭圆囊和球囊。半规管内有壶腹嵴、椭圆囊、球囊，内有耳石器（又称囊斑），它们都是平衡觉感受器，可感受各种特定运动状态的刺激。当汽车启动、加减速、刹车、船舶晃动、颠簸，以及电梯和飞机升降时，这些刺激使前庭椭圆囊和球囊的囊斑毛细胞变形并放电，向中枢传递并感知。这些前庭电信号的产生、传递在一定限度和时间内对人们不会产生不良反应，但每个人对这些刺激的强度和时间的耐受性差别很大，这除了与遗传因素有关外，还受视觉、个体体质、精神状态以及客观环境（如空气异味）等因素影响，所以在相同的客观条件下，只有部分人出现运动病症状。例如有的人对汽油味敏感，所以坐到封闭空间的车内容易出现晕车。

晕动病常在乘车、航海、飞行和其他运行数分钟至数小时后发生。个别严重者可有血压下降、呼吸深而慢、眼球震颤。严重呕吐引起失水和电解质紊乱。症状一般在停止运行或减速后数十分钟和几小时内消失或减轻。经多次发病后，症状反可减轻，甚至不发生。

本病应与内耳眩晕病、前庭神经炎、椎基底动脉供血不足等疾病相鉴别。最简单的方法就是如果不乘坐交通工具时也有眩晕、恶心、呕吐等症状就需要注意了。

发病时患者宜闭目仰卧。坐位时头部紧靠在固定椅背或物体上，避免较大幅度的摇摆。通风要良好。同时可选用抗组胺和抗胆碱类药物等。现在市面上各种治疗晕车晕船的药和贴很多，易患本病的患者，在旅行前 1 ~ 2 小时使用。此外，将我们常用的风油精涂在太阳穴和人中，也可减轻症状或避免发病。

（刘伟）

"祖传秘方"——挠挠 ◤

相声大师马三立先生有一段经典的作品，名字叫"祖传秘方"，大意是说一个人遍寻不到解痒良方，终于一日不惜重金买到一包祖传秘方，打开层层包裹，终于看到秘方，秘方上只有两个字"挠挠"。是呀，挠挠，当我们被蚊虫叮咬感觉到痒后，一般第一个反应就是用手去挠挠，挠完就会觉得没有那么痒了。这是为什么呢？

人体的皮肤在我们生存、生活的过程中起着重要的作用，它负责接受来自外界的温度、湿度、疼痛、压力、振动等方面的感觉。正常皮肤内分布有感觉神经及运动神经，它们的神经末梢和特殊感受器广泛地分布在表皮、真皮及皮下组织内，以感知体内外的各种刺激，引起相应的神经反射，维持机体的健康。因此皮肤有6种基本感觉，即触觉、痛觉、冷觉、温觉、压觉及痒觉。皮肤上存在数百万计的感觉末梢。每一小块皮肤都与另一小块皮肤不同。每一小块皮肤上感觉器官分布的数量也不同，因此，对于疼痛、冷、热以及其他的感觉也不相同。

痛觉是当人体受到外界的伤害性刺激所产生的感觉，痛觉具有重要的生物学意义，它可以作为人体内部的警戒系统，引起防御性反应，具有保护作用。痛觉按照来源不同，主要分为3种，包括皮肤痛，肌肉、肌腱和关节的深部痛及内脏痛。其中皮肤痛与皮肤痒有很大的相关性。皮肤痛觉伤害性刺激作用于皮肤时，可先后出现快痛与慢痛两种性质的痛觉。快痛是一种尖锐而定位清楚的"刺痛"，在刺激作用后很快产生，刺激撤除后很快消失。慢痛是一种定位不明确、强烈而又难忍受的"烧灼痛"，在刺激作用后0.5～1.0秒产生，刺激撤除后还会持续几秒钟，并伴有情绪、心血管与呼吸等方面的反应。

接着我们来聊聊痒，痒是人体由于外界刺激所产生的一种想要搔抓行为的感觉。科学研究发现，痒与痛有很多相似的地方，都会产生不高兴的感觉经历，但是它们对于外界刺激所产生的行为反应模式不同，痛会产生撤回反射，从而躲避危险，而痒则引起搔抓反射。

目前认为瘙痒与疼痛是通过共同的神经通路传导的，痒觉的发生和痛觉一样，是由表皮真皮交界处的游离神经末梢受到刺激。通过传入和传出神经反射与大脑发生联系。无论刺激为外来的或内在的、反应性或反射性，只要在痒范围内的刺激均可诱导出瘙痒的感觉。

组胺是瘙痒的物质基础。任何导致刺激肥大细胞的因素，如变应性的、物理的、精神的等均可使肥大细胞脱颗粒释放出组胺。因此临床上用抗组胺和稳定肥大细胞减少组胺释放的药物，可治疗由组胺所致的瘙痒。环境和局部因素都能直接影响皮肤对痒刺激的敏感性，皮肤温度轻度增高，瘙痒的感觉就随之增加。如热水沐浴、室温过高、烤火或运动后均可刺激神经末梢引起痒感，空气中的湿度过低导致皮肤干燥也可引起瘙痒。这种情况在老年人时更为明显。精神和情绪不稳定亦可增加瘙痒的敏感性。过食辛辣，饮酒、喝咖啡均可引起皮肤瘙痒。除了很多皮肤病引起瘙痒外，一些全身疾病也可发生瘙痒，如尿毒症时发生瘙痒与体内某循环因子有关，阻塞性黄疸可引起顽固性瘙痒。总之引起瘙痒的机制较为复杂，明确的机制仍不十分清楚。

一般认为，痛觉感受器是游离神经末梢。任何过强的刺激达到对组织产生伤害时，都能引起痛觉，所以不存在特殊的适宜刺激。在动物和人体实验中观察到，将某些物质（如K^+、H^+、组织胺、5-羟色胺、缓激肽、前列腺素等）涂在暴露的游离神经末梢上均可引起疼痛，这些物质称为致痛物质。由此设想，在伤害性刺激作用下，组织损伤并释放出某些致痛物质，然后作用于游离神经末梢，引起痛觉传入冲动。

实验证明，传导快痛的神经纤维可能是有髓鞘的$A\delta$纤维，其传导速度较快，兴奋阈值较低；传导慢痛的神经纤维可能是无髓鞘的C纤维，其传导速度较慢，兴奋阈值较高。痛觉传入冲动可通过痛觉传导通路抵达大脑皮质的体表感觉区而产生定位的痛觉，也可通过侧支传导经脑干网状结构而抵达边缘系统，引起痛的植物性反应和情绪反应。临床上可用普鲁卡因等局部麻醉药封闭神经来阻断痛觉冲动传入中枢，也可用吗啡等镇痛药作用于中枢达到镇痛的效果。

近十年的大量科学研究发现，许多痛觉能够减轻痒觉，由于痛觉与痒觉从产生到传递通路有很多相似的地方。人体内靠近脊髓附近有个叫作背根神经节的组织，它是由很多中间神经元组成，在这些神经元的胞体上有很多离子通道和受体。不同的受体被激活，会产生不同的感觉，一个神经元同时存在与痛觉和痒觉相关的受体，当产生痛觉时，就会激活神经元上相应的受体，进而关闭与痒觉相关的受体，从而达到了止痒的目的。

痛与痒的感觉神经都是支配皮肤的传入无髓神经纤维，也可以说痛与痒是兄弟，痒是轻度的痛，如果痛的程度加重了，痒自然就感觉不到了。

（王涛）

"老马"何以识途

《韩非子·说林》中有这样一个故事：春秋时期齐国有一次伐孤竹（古国名），春往冬回，迷惑失道，齐军一时间一筹莫展，非常着急。此时谋臣管仲进言道"老马之智可用也"。遂将老马放之而随行，固然得道而返。人们不由得赞之曰：老马何可如此之敏焉！说实话，我们人类有时对方向与空间位置的判断与识别远不如某些动物，尤其是一个人若患上老年性痴呆，不认识回家的路更是常有的事。那么人与动物是如何断定"路在何方"的呢？一个容易迷路的人，他的问题又是出在什么地方了呢？

上述问题一直困扰了科学家数个世纪，2014年10月6日诺贝尔奖委员会终于宣布这一个问题基本上已为3名科学家所解决，并因此授予他们诺贝尔生理学或医学奖（图2.14）。他们是英国伦敦大学的神经科学家约翰·奥基夫和挪威科技大学的神经科学家梅-布里特·莫泽及爱德华·莫泽。他们最终证明我们人类以及某些动物的脑内存在有类似如汽车、飞机上安装的全球定位系统（GPS）。

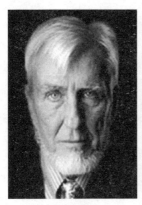 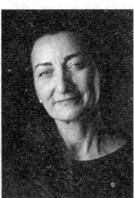 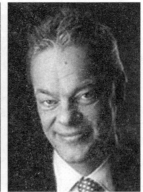

约翰·奥基夫　　　　梅-布里特·莫泽　　　　爱德华·莫泽
(John O'Keefe)　　　(May-Britt Moser)　　　(Edvard I. Moser)

图2.14　2014年诺贝尔生理学或医学奖得主
他们因为发现大脑中构成定位系统的细胞而获奖

我们人类的大脑非常复杂，由左右两个半球组成，其表层呈灰色，称为大脑皮质，皮质下面呈白色，称为白质。根据解剖学与功能的差异，大脑还可分为许多区域，如额叶、顶叶、枕叶等。人类的大脑皮质中大约有100亿个神经细胞，这些细胞相互联系，形成具有各种特殊功能的神经元网络。1971年，约翰·奥基夫用大鼠做实验，发现只要当一只大鼠处于某一个特定位置时，在一个称为大脑海马区的某些神经细胞可被激活，处于兴奋状态。也就是说这些细胞与动物所处的位置有关。因此他将这些细胞命名为"位置细胞"。接着他又证明，通过反复学习这些细胞可以获得空间记忆能力，然后这些细胞相互联系，将所接收的信息加工整合，便可以在脑内形成空间地图。

然而，光有地图还不足以让大鼠不迷路。正如驾车和远航一样，无疑需要有把握方向的导航仪。那么有没有"导航细胞"呢？2005年梅-布里特·莫泽及爱德华·莫泽夫妇终于在大鼠脑中另一个称之为"内嗅皮质区"内发现另一类细胞。只有当大鼠通过某些特定位置时它们才被激活，而且这些细胞也相互联系，形成类似蜂巢式的六边形网格结构，这就是说由这些细胞构成了网络坐标系统。于是，他们将这类细胞称为网格细胞。他们进一步实验，最终证明这些网格细胞还与另一些细胞相联系。这些细胞包括决定头部方向的"头部方位细胞"，以及识别边界的"边界细胞"。因此当网格细胞、头部方位细胞、边界细胞与位置细胞全部联络在一起时，大鼠即完成了整个脑内GPS，此时大鼠便可随心所欲地在空间位置跑动而不会失去方向，甚至碰壁了。

迄今，除了证明在大鼠脑内存在GPS外，该系统也在多数哺乳动物的脑内得到证实。利用脑部成像技术以及对接受头颅外科手术患者的观察与研究，科学家们证明人脑内至少也存在有位置细胞和网格细胞。此外，医生们还发现每天穿梭于大街小巷的出租司机，他们的海马和内嗅皮质的体积明显增大，提示长期反复强化记忆可能促进有关细胞的生长与功能，使得他们的GPS更加发达与灵敏。相反地，那些患有阿尔茨海默病的人，由于他们的海马与内嗅皮质细胞发生病变与退化，以致他们的GPS受到损失，于是经常会出现出门时不辨方向、不知家在何处而迷途了。

科学家与医生们相信，随着对人脑定位网络系统的发现与深入研究，或许可以找到治疗或预防诸如老年性痴呆这样的神经退行性疾病的方法，为患者带来福音。

（章静波）

宰相肚里能撑船

"将军额上能跑马，宰相肚里能撑船"，一般用来形容一个人胸襟开阔、气量宽宏。现实生活中上"额上跑马"是肯定不行的，可"肚里撑船"不只是宰相，我们每个人应该都能做到。预知详情，请先了解肚里小肠的结构。

比起大肠来，小肠要细得多，但小肠也并不是小而短，它的功能对于生命维持却十分重要。小肠位于腹中，是消化管中最长的部分，是食物消化吸收的主要场所，盘曲于腹腔内，上连胃幽门，下接盲肠，全长约3～5米，分为十二指肠、空肠和回肠三部分（图2.15）。

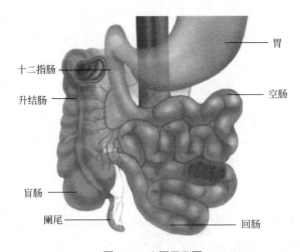

十二指肠

升结肠

盲肠

阑尾

胃

空肠

回肠

图2.15　小肠示意图

小肠分为和胃相连的十二指肠、空肠和与大肠相连的回肠。整个小肠占据了腹腔的中部，是食物消化的主要部位。十二指肠呈C字形，全长25厘米，位于腹腔的后上部。空肠，占小肠全长的2/5，位于腹腔的左上部。回肠位于右下腹，占小肠全长的3/5。空肠和回肠之间没有明显的分界线

十二指肠位于腹腔的后上部，全长25厘米。十二指肠呈C字形，从右侧包绕胰头，可分为上部、降部、水平部和升部等四部分。它的上部（又称球部）连接胃幽门，是溃疡的好发部位。肝脏分泌的胆汁和胰腺分泌的胰液，通过胆总管和胰腺管在十二指肠上开口，排泄到十二指肠内以消化食物。十二指肠空肠曲的后上壁被十二指肠悬肌固定在腹后壁。十二指肠悬肌由肌纤维与结缔组织构成，表面有腹膜覆盖，临床上称Treitz韧带，是手术中确认空肠起始部的重要标志。空肠连接十二指肠，占小肠全长的2/5，位于腹腔的左上部。回肠位于右下腹，占小肠全长的3/5。空肠和回肠之间没有明显的分界线。

当食物从胃进入小肠后，在小肠调节有序地运动下，逐渐向大肠的方向推动。小肠运动形式主要有紧张性收缩、分节运动和蠕动。紧张性收缩是其他运动形式有效进行的基础，使小肠保持一定的形状和位置，并使肠腔内保持一定压力，有利于消化和吸收。分节运动的作用是使食糜与消化液充分混合，增加食糜与肠黏膜的接触，促进肠壁血液淋巴回流，这都有助于消化和吸收。蠕动的作用是将食糜向远端推送一段，以便开始新的分节运动。

食物在小肠内停留的时间较长，一般是3～8小时，这提供了充分吸收时间。小肠壁有肠腺，分泌肠液进入小肠腔内。胰腺分泌的胰液、肝脏分泌的胆汁，也通过导管进入肠腔内。这些消化液使食糜变成乳状，再经消化液中各种酶的作用，使食物中的淀粉最终分解为葡萄糖，蛋白质最终分解为氨基酸，脂肪最终分解为甘油和脂肪酸。小肠绒毛是吸收营养物质的主要部位，每条绒毛的表面是一层柱状上皮细胞，柱状上皮细胞顶端的细胞膜又形成许多细小的突起，称微绒毛。小肠黏膜上的环形皱襞、小肠绒毛和每个小肠绒毛细胞游离面上的1000～3000根微绒毛，使小肠黏膜的表面积增加600倍。如果把所有的绒毛展开抻平，其面积达到200平方米左右，可以覆盖半个网球场。想想每个人小肠的表面抻开都能有半个网球场，"撑船"一定是富富有余了。小肠巨大的表面积使营养物质能够在1～2小时内得以迅速吸收。另外，小肠绒毛内有丰富的毛细血管，其管壁很薄，只有一层上皮细胞构成，使营养物质很容易被吸收而进入血液。

食物中的绝大多数营养成分，在小肠中被吸收。食物残渣、部分水分和无机盐等借助小肠的蠕动被推入大肠。在大肠中，不能消化的食物残渣如纤维素等与水混合成粪便，经由肛门排出体外。

（刘伟）

饭后跑步会得阑尾炎吗

阑尾也称蚓突，是从盲肠下端伸出的小管（图2.15）。由于较细，易发生阻塞引起炎症。不幸的是，本该称之为阑尾炎的，却被误称为盲肠炎。

阑尾炎是因多种因素而形成的炎性改变，为外科常见病，以青年最为多见，男性多于女性。临床上急性阑尾炎较为常见，各年龄段及妊娠期妇女均可发病。慢性阑尾炎较为少见。阑尾炎的病因一般是因为阑尾腔堵塞，诸如粪块、粪石、食物残块、阑尾本身扭曲及寄生虫等都可造成阑尾梗阻。这不是人为能控制的，不过跟个人习惯也有一些关系，有的人一直饮食规律作息稳定，可还是能得阑尾炎；而有些经常熬夜，不稳定吃饭的人却也没事，跟个人体质也是有关系的。

饭后跑步是元凶吗？其实，饭后跑步确实不是什么好习惯，不过要把阑尾炎的黑锅都扣在饭后运动上，那可是太冤枉了。要知道，当你吃完美餐后，这些食物要在你的胃和小肠里停留6～8小时。而阑尾在哪里呢？在大肠起始部的盲肠末端。所以在饭后的那半小时里，因为运动而导致食物掉入盲肠的说法显然不可靠。所以，究其根本，造成阑尾炎的原因还得说是胃肠消化不良、肠道食物存积过多或出现粪石等。而在这些残渣中，粪石更是威胁之首。所谓粪石，就是由于食物残渣在肠道停留太久，水分被吸干，变成干燥、坚硬的粪块。而当它们掉进阑尾时，阑尾的噩梦就来临了。不过，就算饭后狂奔不会得阑尾炎，也不代表那是一个好主意：食物消化过程中产生的残渣可能会在颠来颠去的过程中损伤胃黏膜。同时，运动时血液会更多地供给运动系统，导致消化系统不能很好地运作，不利于消化吸收。

阑尾炎并不是一个可怕的病，如果出现明显的右下腹痛，或者先出现肚脐周围的疼痛进而转移到右下腹，就要警惕自己是不是患了阑尾炎，尽快到医院去看病。现在的阑尾炎手术治疗已经非常成熟了，损伤小、恢复快。但如果因为不重视或者惧怕手术而耽误了治疗，阑尾炎有可能向腹腔其他部位蔓延，演变出腹膜炎、盆腔炎，甚至形成肿瘤等更加棘手的疾病。所以，如果怀疑自己得了阑尾炎，不要"讳疾忌医"，赶紧去看医生吧！

（刘伟）

膀胱会被憋炸吗

曾经在小报上看过这样一则报道，有一位老年男性春节期间由于打麻将时"战况激烈"，憋尿多时却仍不愿意离开牌桌去上厕所。最终不得不在医生的帮助下离开了牌桌，因为他的膀胱被"憋炸了"。"膀胱会被憋炸"，这是真的吗？

回答这个问题，首先要从膀胱的结构说起。膀胱是一个囊状器官（图2.16），在人体内负责储存尿液，它的大小可以随尿液的充盈程度而变化。没有尿的时候，即膀胱的空虚状态，肉眼可以看见膀胱的内壁上有许多被称为黏膜皱襞的皱褶。随着膀胱内尿液的增加，膀胱不断充盈，这些皱褶会逐渐减少甚至消失。就像一个本来折叠着的空塑料袋，需要装东西时，折叠被展开拉平，塑料袋就被变大了。除了黏膜皱襞会出现形状上的改变，与尿液直接接触的黏膜上皮也会出现细胞层数和形状的变化。膀胱空虚时其上皮的层数较多，大约可以数出8 ~ 10层细胞，顶层细胞的个子也比较大，呈立方形；当膀胱充盈扩张时，上皮被抻拉变薄，这时细胞层数仅剩3 ~ 4层，顶层细胞的形状也由立方变成扁平，就像包子变成了馅饼。膀胱的黏膜上皮也因为这样的变化有了个贴切的名字——变移上皮。不仅皱襞、上皮，膀胱壁上的肌肉层也有相应的结构为膀胱的扩张或回缩做好准备。膀胱壁上的肌肉被称为膀胱逼尿肌，是由平滑肌肌纤维构成的。这些肌纤维先交织成束，再与周围的结缔组织进一步交织，最终整个肌层构成了类似网兜一样的结构。当膀胱充盈时，肌层就像装满东西的网兜一样被撑开；尿液排空后，网兜的网孔间隙再次缩小，肌层恢复原状。由于膀胱壁上这一系列的适应结构，膀胱的大小、形状、囊壁的厚度等会随着尿量的多少出现一定程度上的改变。但无论是上皮还是肌肉，其扩展程度都是有限度的。如果无限扩张的话，结构被拉断，膀胱就会"炸了"。

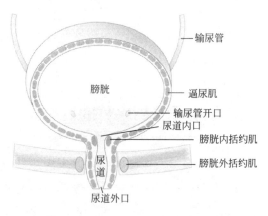

图2.16　膀胱、尿道（女性）示意图

膀胱为囊性结构，肾脏形成的尿液经输尿管从输尿管开口进入膀胱，并在此储存。当尿液逐渐增多使膀胱充盈后，在神经的调节下，膀胱壁上逼尿肌收缩，尿道内口附近的膀胱内括约肌和远端的膀胱外括约肌舒展，尿液经由通畅的尿道顺利排出体外

一般正常成年人膀胱的平均容量为350 ~ 500毫升，最大可达800毫升。当尿液达500毫升以上时，由于膀胱壁张力过大，人会感到疼痛，这种疼痛可放射至腹前壁下部以及男性会阴及阴茎的皮肤。膀胱的容量大小与性别、年龄有关。女性的膀胱容量较男性稍小，新生儿膀胱的容量仅为成人的1/10，老年人由于膀胱肌紧张力下降容量反而会增大。

说完了膀胱空虚与充盈时的结构差异，我们再来看看尿液的储存和排放过程。囊状的膀胱一共有3个出入口，左右2个输尿管的管口负责"进水"，底部的尿道内口负责"出水"。尿道内口周围的平滑肌会增厚，形成尿道内括约肌。当它收缩时，尿道内口关闭；舒张时，尿道内口开放。由肾脏源源不断产生地尿液，经过输尿管流入到膀胱。尿量少时，尿道括约肌收缩，膀胱逼尿肌舒张，尿液暂时储存在膀胱中。等尿液达到一定量时，在内脏神经的支配下，膀胱逼尿肌收缩，膀胱内压力升高，尿道内括约肌舒张，尿道内口打开。

此时尿液就能排出体外了吗？让我们先按下暂停键想一想。前面提到的肌肉——膀胱逼尿肌和尿道内括约肌都是受内脏神经支配，而不是受我们的意识控制的。如果此时就能排尿的话，我们就会随时随地"尿裤子"了。事实是这样的吗？大家都有经验，一般情况下我们是可以控制排尿的，即使尿了一半也可以有意识地让排尿中断。那么我们控制的不是逼尿肌和尿道内括约肌又是什么呢？其实在尿道周围还有一圈来源于骨骼肌的尿道外括约肌，其活动可受人的意识控制。正常成人需要排尿时，在大脑高级中枢的控制下，有意识地调节尿道外括约肌松弛。当尿道内、外括约肌都松弛，尿道通畅无阻，膀胱逼尿肌收缩，尿液得以顺利地排出体外。

有了"尿意"，但时机、场所不合适时，我们需要憋尿。正常人可以毫无痛苦地憋尿至600毫升，甚至忍痛憋尿到800毫升。但当膀胱内尿量到达极限之后，就不再"人定胜天"了，此时主观意识不再占主导地位，人就会"不由自主"地排尿了。虽然会遭遇尿裤子的尴尬，但至少不会出现"憋炸膀胱"等严重问题，这是人体非常奇妙的自我保护机制。很少情况下，比如泌尿系统结石或前列腺疾病引起尿道完全阻塞，尿液在膀胱中潴留，不能排出，此时只能依靠医护人员通过人为手段（如插导尿管等）来维持尿路通畅了。

再回到开篇的那则报道，既然憋尿到最后会变成"憋不住"，那么那位老大爷为什么还会出现"憋炸膀胱"的问题呢？原来尿液由肾脏持续不断地生成，憋尿时潴留在膀胱中的尿液越来越多，膀胱处于过度膨胀状态，会使膀胱壁上的平滑肌受损。对于不常憋尿的人来说，排尿后这些肌肉会很快恢复弹性。但是如果常常强迫性憋尿，膀胱平滑肌受损严重又得不到修复，会逐渐变得松弛无力，收缩力量减弱，于是会接着出现排尿缓慢或频尿、尿失禁等现象。而老年人由于年龄导致的器官衰老甚至病变，多次、长时间憋尿的话，无疑会使本来已经很薄弱的膀胱"雪上加霜"，最终导致令人遗憾的后果了。

其实无论是老年人，还是年轻人，有了"尿意"而不能及时排尿都是不利于健康的。俗话说"流水不腐"，尿液里含有大量人体代谢的废物和水，正常排尿不仅能排出废物，而且对泌尿系统有冲刷、自净的作用。憋尿过久，一方面膀胱内的压力增大，可能会逆行影响肾脏排泄废物的功能，使代谢废物在体内堆积。另一方面，尿液如果在膀胱内储存过久的话，容易引起细菌繁殖、导致膀胱炎、尿道炎，甚至肾盂肾炎等泌尿系统的感染性疾病，而且增加了形成结石的概率。久而久之肾脏结构受损，最终导致肾衰竭，危及生命。因此，珍惜生命，请勿憋尿！

（申新华）

男女未必一看便了然

或许从幼儿时候开始，当孩子喊出第一声"爸爸"或"妈妈"时，心目中便已将人们区分为男女了。不然，他（她）们又怎么会把别的男人也喊做"爸爸"，将别的女人喊做"妈妈"呢？因此，可否这样说，区分男女是人类的一种"天生本领"。

然而，这种天生本领有时也未必都是可靠和正确的，因为有许多假象（其实也可以说是假的真相）会令人阴阳不辨，男女不分。君可知1932年第10届奥运会女子100米赛跑冠军得主波兰的沃尔休死后经尸检发现，"她"竟是位男子汉。

性染色体决定性别分化

众所周知，个体是由精子和卵子结合开始的，以后便一步步地发育成由许许多多各种类型的细胞组成的胚胎。早期的胚胎是无所谓性别的，只有到了发育的第5周，在胚胎体内才形成一种隆起的特殊结构，称为生殖嵴，这就是生殖腺的原基。到第6周时，此结构日渐复杂，并有多种细胞参与，成为生殖腺。生殖腺由皮质及髓质两部分组成。若将来外部的皮质发育占优势，便形成卵巢；如里面的髓质发育占优势，则发育成睾丸。这便是男女内生殖器的由来与分化。

那么是什么因素决定一个胚胎向雄性（或男性）或雌性（女性）发展的呢？低等动物可由温度、pH等环境因素决定，或人为地用雌雄激素处理，使它们定向地向某种性别发展。人类则由生殖细胞中所固有的性染色体基因型决定，而且它们还决定着性腺以及外生殖器的发展方向。

人的体细胞有23对即46条染色体，其中有一对决定个体性别的性染色体，我们以X、Y来表示。正常男性的染色体组型是22对+XY，女性的染色体组型是22对+XX。由于生殖细胞的染色体数只有体细胞的一半，即23条。因此，卵子的染色体核型是22条+X，而精子则可以使22条+X或22条+Y。当精子与卵子结合时，它们恢复成23对染色体。于是，这种精卵结合的合子便可以是22对+XY（男性），或22对+XX（女性）了。

染色体组型与生殖腺及性征

按一般规律，生殖腺和外生殖器的发育与性染色体的基因型是一致的。也就是说，一个具有XY染色体组型者，其性腺一定发育成睾丸；同样地，若一个个体具有XX性染色体组型，其性腺必然发育成卵巢。与此同时，外生殖器也相应地向不同方向发展。

然而，正如世间所有天地万物有时会出现差错一样，性染色体组型与生殖腺、外生殖器不一致有时也难免会发生，当然其原因是相当复杂与精细的。这里介绍一种易将真正的男性错认为"女性"的实例。这种情况不仅他人不知情，就连患者本人也不知晓天机何在，于是便认为自己是女性了。就如我们前面提到的那位沃尔休，她堂而皇之地参加奥运会女子百米赛，一举夺得冠军，并因此创造出世界纪录。

沃尔休实际上罹患了在医学上称为"睾丸女性化综合征"的疾病。虽然患者的染色体组型是44+XY，但外观却表现为女性。这种患者一般都有发育良好的乳房，外生殖器也与正常女性无多大差异。然而，进一步检查会发现这种患者常常缺乏子宫与输卵管；由于患者实际上是男性，所以仔细检查可以找到睾丸，通常它位于腹股沟处或"阴唇"区，甚至留在腹腔内。由于睾丸处于不正常的位置，其细胞易于发生恶变，形成肿瘤，从而对生命构成威胁。

当然，除了睾丸女性化综合征外，性染色体异常还有多种类型，如缺少一个X染色体，或增多一个X染色体，或多一个甚至多2～3个Y染色体等。这些患者都有他们的特殊表现，在此不一一赘述。

细胞遗传学鉴别方法

诚然，在通常的情况下，我们可以凭借性征去辨别男女。但是正如前面所讲的，有人看起来像女性，实际上是男性，那么如何"辨我是雌雄"呢？就现在医学水平来看，只要通过细胞遗传学检查便可一清二楚。目前最常见且行之有效的检查方法有如下三种。

（1）性染色体或巴氏小体检查法。原来，在女性细胞的细胞核中有一团染色中心，通过特殊的染色方法可以清楚地被观察到。为此，我们只要从人口腔中刮取少量颊黏膜细胞，再经固定染色，便可显示这种结构：紧靠于核膜表面的、质地致密的呈染色质团块状的巴氏小体。在正常女性颊黏膜细胞中，20%～60%含有这种小体，而正常男性细胞没有这种结构。

（2）Y染色体，或称Y小体检查法。Y染色体仅存在男性细胞中，它也可从颊黏膜涂片检查得到。对于正常男性细胞，当采用荧光烷化剂如介子喹吖因或盐酸阿的平染色，并在荧光显微镜下检查时，70%的细胞中可见一明亮的荧光小体。它比巴氏小体更小，直径一般在0.25～0.30微米，它常位于近核的中央处，极少靠近核膜的边缘。当然，若将此方法与上述巴氏小体检查法结合起来（人们常称之为双向检查），则可使性别的鉴别更加可靠。

（3）淋巴细胞染色体检查法。这是判定一个人性别的最可靠方法。通常是从静脉采血1～2毫升（有时甚至可从耳垂或指腹采少量血），然后将此血液在体外培养并处理，再经过染色体制作步骤，便可得到人的全数染色体。通过训练有素的细胞学家的观察，便可判断出一个人本是男性还是女性，以及染色体是否有异常，进而诊断出是否患有遗传性疾病。

由于男女在生理等各方面存在差异，因此鉴别男女是一件十分重要的事情，尤其是对运动员的检查更具有实际意义。

（章静波）

第3章
疾病由来

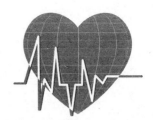

Chapter 03

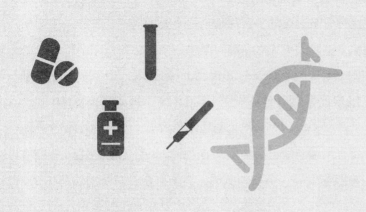

试管婴儿真的是在试管长大的吗

　　许多夫妻婚后都期望拥有自己的爱情结晶——一个健康美丽的宝宝，对于大多数夫妻来说这并不是什么难事，而对另一些夫妻来说则是百求不得。据2012年《中国不孕不育现状调研报告》报道，我国不孕不育的夫妻已上升到12.5%，北京、上海等一些经济发达地区甚至高达15%。许多求子不得的夫妇尝试了各种各样的方法，"试管婴儿"就是其中之一。那么什么是试管婴儿？试管婴儿真的是在长试管里长大的吗？试管婴儿技术是不是拯救天下所有的不孕不育夫妻的良方呢？

　　通常妇女每个月都会从卵巢排出一枚卵子，这枚卵子沿着输卵管缓慢地向子宫方向前进。如果48小时之内没有遇到她的"心上人"——精子，那么这枚卵子就会郁郁而终——退化消失了。如果2天内正好有健康又有活力的精子来到输卵管"到此一游"，精子和卵子又正好"一见钟情"的话，就发生一系列反应，最终形成一个新的生命——受精卵。受精卵在输卵管中一边向子宫方向行进，一边开始分裂形成胚胎。受精5～6天之后胚胎进入子宫，从保护它的一层叫透明带的膜状结构中像小鸡出壳一样脱出，随后逐渐包埋入拥有丰富营养物质的子宫内膜中。胚胎靠周围富饶的"土壤"中丰富的营养和氧气，不断分裂、分化，逐渐发育长大。经过大约10个月（28天为一个月）的妊娠过程，瓜熟蒂落，胎儿离开母亲温暖的子宫降临到这个大千世界。

　　这个过程看似简单，实则关卡无数、障碍重重。精子想要和卵子见面，必须顺利地游过女性的阴道、子宫，以及输卵管约2/3的长度，到达输卵管壶腹部与和卵子见面。这段旅程虽然只有几十厘米，但对于加上尾巴才有60微米长的精子来说，不啻于万里长征。而且路上更是风险重重，女性的生殖道中有大量黏液存在，而且还有大量向精子运动相反方向摆动的纤毛。男性精液中如果精子的数量太少、畸形率太高、运动力太弱，精子在路上就被纷纷淘汰了，如果没有精子能游到输卵管就不存在受精一说了。另外，有些妇女因为炎症或其他原因导致输卵管不通，历尽千辛万苦的精子游过子宫却无法通过输卵管也是白搭。有些精子虽然与卵子相遇了，但开城门的钥匙不对——精卵不能识别；或者打不开城门，即不能穿透卵子外面像城墙一样起识别和保护作用的透明带，这样还是不能完成受精形成受精卵。有些受精卵虽然形成了，但不能从它的保护壳里"孵"出来，不能植入母亲的子宫内膜，或者是植入到子宫中，但由于受精卵质量有问题，或者是"土壤"太过贫瘠，导致胚胎不能正常生长发育，最终会流产。夫妇俩无法得到"下一代"的原因可能还有很多，有些甚至找不出明确的原因，那么"试管婴儿"能帮助解决所有的不孕不育问题吗？

"试管婴儿"其实只是人工辅助生育手段的通俗说法。是指将女性的卵子和男性的精子分别从体内取出后，置于培养液内在适合的环境条件下使其受精，等胚胎发育到一定阶段再将其移植回母体子宫的过程，这里主要包括体外受精和胚胎移植两部分技术。从这个定义我们可以看出，胚胎最终还要移植回子宫发育、成熟。所以不难理解"试管婴儿"主要解决的是精子和卵子在自然条件下不能正常相遇、需要人工帮助形成受精卵的问题。常见的引发原因有输卵管梗阻，卵子数量过少，精子质量差、数量少等。就像姑娘、小伙儿约好在一个地方见面，可不是姑娘没去，就是小伙儿在去相亲的路上出问题了，或者是去相亲的路不通，总之最终的结果是在约定的时间、地点有一方没有出现，自然也就没有下一步了。这时候就需要有人帮一把，帮助姑娘（卵子）和小伙儿（精子）见面——人工受精，形成受精卵。

如果是由于女方排卵过少，或者是输卵管阻塞，或者是子宫内膜异位等原因，通过促排卵技术促进女性卵巢内的卵泡发育，然后从中取出卵子进行体外受精，再将发育的胚胎移植到子宫里孕育，这是第一代的人工受精技术。如果是男性精子过少，或精子质量不佳，则要将一个精子注入卵子胞浆内，这项技术称为单精子注射技术或显微授精，属于"试管婴儿"的第二代技术，其特点在于只要能提取到一个正常精子就能完成受精。体外受精技术目前还应用于胚胎移植前的基因诊断，适用于一是有高风险遗传病和/或有先天缺陷的夫妇，二是年龄偏大、有习惯流产史或胚胎不能着床的患者。胚胎移植前基因诊断是指对移植前的胚胎进行染色体或某一个基因的检查分析，目的在于避免由于疾病或先天缺陷而造成的妊娠终止和避免有严重遗传病、不健康的婴儿出生。

受精的过程是在培养皿或者说是在"试管"中进行的，那么胎儿是在试管里长大的吗？我们看到体外受精以后，很重要的一步是胚胎移植。目前我们还不能人工模拟子宫内的妊娠环境，尽管在一些科幻小说或电影中可以看到胚胎在营养液中培育长大，实际情况还差得很远。人体是非常精妙的，即使是已经商业化很久的婴儿配方奶，到现在也没有一款可以与母乳相提并论。由此不难看出，要配出比母乳不知复杂多少倍的、适应胎儿不断生长需求的营养液，简直就是"不可能完成的任务"。

体外受精在培养皿（"试管"）中完成后，等受精卵分裂到一定阶段再植入回母体，让胚胎在母亲子宫中正常发育。如果母亲子宫内有病变，比如子宫内膜炎或子宫内膜息肉等，则胚胎无法正常植入。如果母亲有自身抗体，或激素不足等问题就更不行了。而且即使胚胎植入成功，后续的胚胎发育也不是百分百成功的，还是有发生流产的可能，所以植入时医生多会同时植入 2 ～ 3 个胚胎以增加成功率。近年来随着技术的不断提高，有越来越多的生殖中心采用单胎移植的技术了。尽管近年来试管婴儿的各项技术在不断发展，成功率也在不断提高，但由于影响因素众多，目前报道的成功率最高也就 50% ～ 60%，平均在 30% ～ 40%。由此可见试管婴儿并不是万能的，不能解决所有不孕不育的问题。

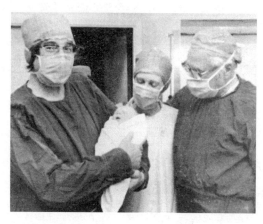

图3.1　世界上第一例试管婴儿

1978年6月25日，世界上第一例试管婴儿在英国降生。左一为罗伯特·爱德华兹，右一为帕特里克·斯特普托

尽管如此，"试管婴儿"也已经帮助大量夫妻得到了他们梦寐以求的下一代。从1978年世界上第一例试管婴儿降生（图3.1），至今已有500万人因此项技术而来到了这个世界上。这项技术的创始人英国生理学家罗伯特·爱德华兹在2010年85岁高龄的时候获得了诺贝尔生理学或医学奖，而另一位创始人英国产科医生帕特里克·斯特普托在1988年去世，未能获此殊荣。我国的第一

例试管婴儿是在1988年于北京医科大学第三医院在张丽珠大夫的帮助下降生的。目前科学家正致力于各种辅助生育技术的研发和提高，希望帮助更多不孕不育的夫妻早日拥有自己日思夜想的宝宝。

（钱晓菁）

哪吒真有原型吗

西游记中的哪吒，当他与孙悟空斗法时可以长出三头六臂。你也许觉得作者真是了不起，可以有这么丰富的想象力。要知道文学作品是高于生活的，可它是来源于生活的。当年吴承恩先生是否见过三头六臂的小孩已经无从考证了，可我们今天的现实生活中，确实偶尔会有两头四臂或两头两臂的连体婴儿出生的报道（图3.2）。连体婴儿其实就是一种双胞胎，而且还是同卵双胞胎，他们为什么会连在一起呢？我们还是先从普通的双胞胎开始说起吧。

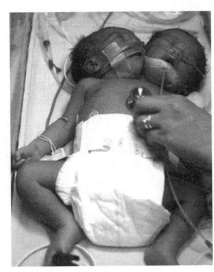
(a)侧面相连

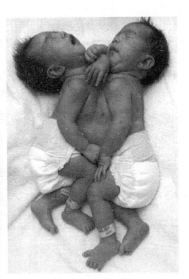
(b)腹侧相连

图3.2　连体婴儿

每年中国北京、云南墨江，美国俄亥俄州特温斯堡，法国布列卡尼省的普勒卡德克等地都会举办双胞胎节。在这样的聚会上随时会有2个甚至3～4个长得一模一样的人从你身旁经过，那感觉简直太神奇了。这种长得一模一样的双胞胎，叫单（同）卵双胎；另外还有一种双胞胎，虽然同时出生但长得并不是特别像，称为双（异）卵双胎。双卵双胎有的性别相同，有的则是一男一女，就是民间所说的"龙凤胎"。

是不是很多人小时候都有这样的想法：要是我有一个长得一模一样的双胞胎兄弟或姐妹一起玩该有多好啊？是不是也有很多妈妈在怀孕的时候，悄悄地希望自己怀的是一对一模一样的双胞胎宝宝？然而绝大多数人都会失望，因为自然情况下双胞胎的发生概率是很低的。我国的双胞胎发生率大约为1%，其中单卵双胞胎发生的概率更是只有0.4%。单卵双胎发生的原因目前不是很清楚，只知道它的发生率不因种族、环境的不同而改变；而双卵双胎的发生则会受到多种因素的影响，比如种族、遗传、环境等。举办双胞胎节的云南墨江就是有名的双胞胎之乡，当地双胞胎的发生率比其他地方高很多，有的村子甚至高于4%。近年来由于不孕不育的治疗，或者有些人为了想多要孩子而私自滥用促排卵药物，使双胞胎甚至多胞胎的发生率明显增加。

为什么绝大多数人一次只能生一个孩子？这是因为一般情况下，女性在每个生殖周期（或者叫月经周期，约28天）只能排一个卵，如果这个卵能与精子相遇并顺利地完成受精过程，就会形成一个受精卵。这个受精卵植入母亲的子宫中，经过复杂的分裂、增殖、分化、发育，最终发育成一个新个体。这就是大多数妈妈一次只生一个宝宝的原因。有些妇女偶尔一次排出了2个卵，而这2个卵又分别与2个精子结合，形成2个受精卵。由于这2个受精卵来自不同的卵子和精子，因此被称为双卵双胎。因为他们的遗传基因分别来自父母不同的卵子和精子，虽然遗传密码有很高的相似之处，但各自又有自己的独特之处，不完全相同的遗传密码决定他们长得不会一模一样。在很少情况下，一个受精卵在发育的早期阶段分裂成了两个部分。这两部分各自独立发育，形成了两个个体。由于他们是同一个受精卵分裂而来的，遗传基因是相同的，因此他们也就长得一模一样了，这就是我们常说的单卵双胎。

并不是每一对单卵双胎都能健健康康地来到这个世界上，在发育的过程中可能会出现各种各样的问题，比如双胞胎输血综合征或连体、寄生等。如果两个遗传基因一模一样的个体在母亲体内分开得太晚（受精后 12 ~ 14 天），在发育的过程中又靠得太近，以至于一部分身体没能形成各自独立的一套，而是连在了一起，这就是连体婴儿，发生概率大约是 20 万分之一。每对连体婴儿连在一起的部位并不一定相同，有的是头部，有的是胸部、腹部或背部。他们共用的器官也不一定相同，有可能是心脏、肝脏，也有可能是大脑。目前世界上仍健在的、年龄最大的一对连体双胞胎，是 1952 年出生的、美国的 Ronnie Galyon 和 Donnie Galyon 兄弟。他们腹部相连，共用一套消化系统。另一对比较著名的连体姐妹是伊朗的拉丹和拉蕾，她俩头部相连。因为向往过各自独立的生活，2003 年她们 28 岁时决定做分离手术，但不幸的是术后不久她们就因为出血过多而死亡了。除了连体双胞胎外，偶尔我们还会看到一些报道，有些孩子出生时多出了 1 ~ 2 条腿或胳膊。这其实也是一种双卵双胎，但其中的一个没有走完他发育的全部过程，其大部分身体被活下来的那个吸收了，只残留了局部结构，这种情况被称为寄生。双胎输血综合征也是单卵双胎可能会遇到的一个问题。我们知道胎儿在母体生长的过程中胎盘发挥了至关重要的作用。胎盘内胎儿和母体的血液进行物质交换后，从母体获得丰富的营养、氧气进入胎儿血液供胎儿利用。当双胞胎的血管在胎盘内发生吻合后，如果流到其中一个胎儿的血液明显比另一个多时，多的那个因充血而肿胀，另一个则出现贫血等问题。这对两个胎儿都是致命的。

　　除了以上这些比较严重的情况外，双胞胎还可能遇到先天不足、早产等问题。两个宝宝共同分享本来只为一个宝宝准备的、有限的资源、环境时，其结果可想而知。而且同时孕育两个宝宝的母亲身体的各项负担也成倍增加，尤其到孕晚期除了辛苦无比外，还更容易出现贫血、妊娠高血压综合征等各种问题。想想以上母婴双方可能遇到的风险，你确定还想生一对双胞胎宝宝吗？

（钱晓菁）

嘴唇为什么会裂成两瓣

　　可爱的小兔子看起来萌萌哒，长长的耳朵，粉色的三瓣嘴。但如果这样的嘴唇出现在人体上，带来的可就是生活的不便了。医学上叫它先天性唇裂，俗称兔唇，多见于上唇，表现为人中外侧的竖直裂隙。也有些人的组织缺损位于口腔内部的上腭，这就叫作先天性腭裂，俗称狼咽。它可以与上唇裂同时发生而出现人中外侧的严重缺损，也可以出现上腭正中的裂隙。为什么有人的嘴唇或上腭会裂开呢？

　　这要从人类的胚胎发育说起。在胚胎早期，我们头部的模样像一条鱼，颈部两侧形成多条山脊一样突起的结构，像鱼鳃，所以颈部的这些结构又叫鳃器。随着胚胎的发育，鳃器逐渐演化并以特定的形式相融合，最终形成人面的结构。上腭以及上唇是由三个部分融合而成的，中间一个由前额向下生长的突起，叫内侧鼻突（早期也是一对，但在中线处逐渐合二为一）；两边两个从外侧向中线方向生长的突起，叫上颌突（图3.3）。三者融合后，表面看就是我们的上颌，包括上唇的结构。三者融合的界限就是我们人中两侧的隆起，正对上

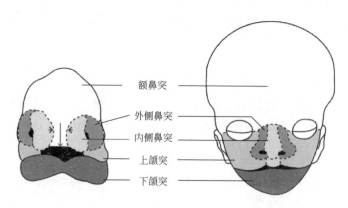

图3.3　颜面的形成

　　左侧为约33天人胚胎，右侧为约14周人胚胎。额鼻突（白色）形成前额；左右两侧下颌突彼此融合形成下颌、下唇；上颌突形成面颊；外侧鼻突形成鼻翼、鼻侧壁；两侧内侧鼻突融合后形成鼻梁、鼻尖以及人中

唇峰。当中间的内侧鼻突不能和一侧的上颌突正常融合时，就会出现单侧的上唇裂，就是我们说的"兔唇"。严重者，两侧都未能融合，则出现双侧上唇裂。

上腭也是由三部分融合形成的。在胚胎发育第6周时，我们的鼻腔和口腔是完全相通的。随后从内侧鼻突和两侧上颌突上又生长出叫作腭突的结构：由内侧鼻突发出的位于中央，叫正中腭突；由上颌突发出的位于两侧，叫外侧腭突。这三部分在胚胎第12周左右呈Y形融合在一起（图3.4），形成我们的上腭，分隔口腔与鼻腔。正中腭突形成"Y"字两短边中间的部分，位于上切牙（门牙）后方的一小块三角形区域。上腭其余部分由外侧腭突形成。如果正中腭突没有和一侧的外侧腭突正常融合的话就会在上腭前部出现一个缺损，叫前腭裂，它往往与同侧的唇裂同时发生。如果两外侧腭突未能彼此愈合就会在上腭后正中出现缺损，称后腭裂。也会出现前、后腭裂同时出现，那时上腭完整性破坏，缺损严重。

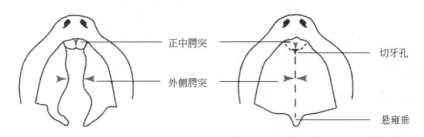

图3.4　腭的形成（口腔向鼻腔方向观）

左侧为约6周人胚胎，右侧为约12周人胚胎，从口腔方向看向鼻腔。较小的正中腭突与一对较大的外侧腭突呈"Y"字形愈合，形成腭，分隔口腔与鼻腔

唇腭裂不仅有损容貌，而且影响患儿吮奶、咀嚼和发音。在发某些音时，需要软腭上抬和周围肌肉的收缩关闭口腔和鼻腔之间的通道，使气流在口腔内回旋发出各种语音，这就是正常的腭咽闭合。腭裂畸形的患者由于存在腭部的纵行裂隙，不可能达到腭咽的完善闭合，所以会出现发音不清。唇腭裂患者还可能出现上颌骨的发育不良，出现上颌后缩、面中部凹陷、反颌畸形，牙槽嵴裂的患者由于牙弓的连续性受到破坏，可能存在牙列不齐、咬合异常、牙齿萌出障碍等。唇、腭裂患儿有吸吮困难，有的容易发生上呼吸道感染，有的还容易罹患耳朵的疾病。由于容貌的缺陷、发音的障碍，随着年龄的增长，这些

孩子往往出现严重的心理问题。有些唇腭裂孩子会伴有先天性心脏病或其他颅面、四肢的畸形。有时唇腭裂只是全身性综合征在唇腭部的表现，但大多数的唇腭裂患者都不会合并智力障碍。

唇腭裂是最常见的颜面裂畸形，发病率约为1/600～1/1000，男性较多。唇腭裂是遗传与环境因素综合作用的结果，具体的致病因素并不明确。少数孩子有遗传因素，唇裂合并前腭裂，上颌骨缺损通常以男性连锁遗传方式遗传。当双亲都正常时，再次发生的概率约4%。环境因素指的是由于母亲在怀孕早期有病毒感染、药物中毒、缺氧、营养缺乏、化学物品中毒、放射线辐射的病史，有时母亲在怀孕期间情绪过于紧张也有可能对胎儿的发育造成不良影响，导致唇腭裂的发生。因此孕妇在怀孕期间，尤其前三个月内，应避免偏食，保证B族维生素、维生素C、维生素D及钙、铁、磷的充分摄入，保持心境平和，避免精神紧张，不服用抗肿瘤药物、抗惊厥药、组胺药、治疗孕吐的克敏静和某些安眠药，不吸烟不酗酒，避免接触放射线、微波等。

唇腭裂的治疗是一个复杂而系统的工程，它需要由包括整形外科医生在内的多学科医师参与的团队互相协作、分步骤进行。团队的组成包括整形外科医生、儿科医生、口腔正畸科医生、正颌外科医生、耳鼻喉科医生、语音治疗师、心理医生等成员。唇腭裂的患者大致要经过3次或3次以上的序列手术治疗才能最终达到满意的效果。

（仇文颖）

"小老头"的奥秘

1996年在美国的马萨诸塞州福克斯波诺市有一位名叫萨姆·本斯（Sam Berns）的小男孩出生了。刚出生时萨姆和其他婴儿并没有什么两样，变化发生在他大约9个月大的时候，萨姆仿佛坐进了"时间机器"一般，短短的几年时间，他就变成了一个"小老头"。头发脱落，脸上有很多皱纹，看上去就像个巫术魔幻电影中的"小老头"（图3.5）；不仅是外貌，他全身各个器官也在迅速衰老，据估计他身体细胞的"生理年龄"已达普通人的五六十岁。

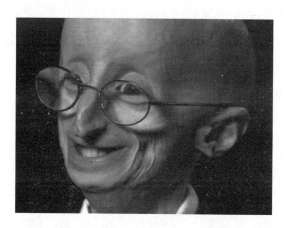

图3.5　萨姆·本斯（Sam Berns）

　　萨姆身上到底发生了什么？他为什么会"未老先衰"？下面的遗传学知识将带你揭开这个奥秘。

　　儿童早老症（Hutchinson-Gilford progeria syndrome，以下简称为HGPS）是一种极为罕见的疾病，呈散发的常染色体显性遗传。患者多为儿童，发病率为1/（4000000 ～ 8000000）。1886年，Hutchinson首次报道了早老症病例。1904年，Gilford再次描述了这种疾病，他用拉丁词汇"geras"（老龄）给这种病命名为儿童早老症（progeria）。

　　HGPS患儿刚出生时看似正常，但到一两岁时，早老的症状就开始出现。主要表现为严重生长迟缓、秃顶、皮下脂肪缺失、硬皮症、特征性颅面异常（如钩状鼻、鸟样脸、小颌）、特征性骨改变（包括骨质疏松症、锁骨的重吸收和纤维化、趾骨末端的重吸收）、手指关节变硬、骑马样姿态，像个小老头。HGPS患儿衰老速度相当于正常儿童的5 ～ 10倍。但这些患儿思维和认知状况都正常。随后出现加速的动脉粥样硬化、充血性心力衰竭、心肌梗死等严重症状。早老症的诊断并不困难，但治疗效果不明显。患儿大多死于心血管疾病或卒中，寿命大多为7 ～ 27岁，平均13岁。

　　尽管儿童早老症是一种常染色体显性遗传的疾病，但因为这种突变发生概率极低，且患儿基本无法生育后代，故儿童早老症不会在家系中遗传，也就是说我们看到的HGPS患儿基本都是散发病例。

2003年，美国的两个研究团队分别独立提出了早老症的可能分子机制，认为早老症是由于1号染色体长臂（chr lq21.2 ~ q21.3）上编码A/C型核纤层蛋白的 *LMNA* 基因发生点突变而引起。

核纤层蛋白是组成细胞核纤层的最主要成分。它在维持细胞核形态和力学性质、锚定核孔复合体与核膜蛋白、为外周异染色质提供锚点、维持染色体结构、DNA的复制与转录、DNA损伤修复和维持基因组稳定性等方面都发挥着重要作用。

LMNA 基因位于chr lq21.2 ~ q21.3，全长56.7kb，包含12个外显子。*LMNA* 基因的产物核纤层蛋白A（lamin A）在翻译后进行一系列的修饰过程（例如法尼基化），使之插入核膜并在膜上完成剪切过程，由此形成的成熟lamin A蛋白质产物脱离核膜，在细胞中发挥功能。

据人类基因组突变数据库（HGMD）记录，*LMNA* 基因上大约有200个不同位点的突变，可以引起超过15种不同的疾病，统称为核纤层蛋白病（laminopathies）。HGPS是核纤层蛋白病的一种。绝大多数HGPS病例为1号染色体上的 *LMNA* 基因第11个外显子发生点突变，该突变形成了一个新的剪接位点，导致prelamin A的mRNA缺失了外显子11靠后的150个核苷酸。翻译时阅读框未被改变，但缺失了lamin A蛋白C末端的50个氨基酸，该突变蛋白叫早老蛋白（progerin）。由于早老蛋白不能完成在核膜上的剪切过程，无法从核膜上脱离下来，其他核纤层蛋白由于与早老蛋白结合成复合体也无法脱离核膜，最终使细胞核结构和功能受损。

LMNN 基因这种突变产生了截短的、不成熟的A型核纤层蛋白。但这种突变蛋白是如何引起早老症患者各组织器官的复杂病变，目前还不太清楚。

HGPS患者的病情严重，发展迅速，目前临床上还无有效的治疗方案。但近年来，在细胞和动物研究上取得了可喜的进展，给临床提出了一些很有前景的治疗策略。例如法尼基化的抑制剂、反义寡核苷酸、RNA干扰等都可以改善HGPS细胞的增殖，延缓衰老。但是基因治疗还处于摸索阶段，普遍存在技术与临床许可的很多问题。

儿童早老症是一种罕见而灾难性的疾病。目前对早老症的研究与认识有了很大的进展。在短短几年的时间，人们已经从知道疾病的症状，到确认发病基因，了解突变蛋白的病理作用。许多学者通过各种可能的途径对早老症的发病机制进行了卓有成效的研究探讨，也提出了很有前景的治疗策略。这些都增强了人类攻克早老症的信心。

HGPS是研究正常衰老进程的一个模型，其很多临床特征与生理衰老很相似。对HGPS的研究使人们对研究衰老的进程，开发抗衰老药物尤其是针对衰老基因的分子药物，延年益寿，产生了很大的希望。

综上所述，萨姆所有症状都与此症吻合并最终被诊断为儿童早老症。他的母亲莱斯丽在得知这一诊断后万分悲痛，但她痛定思痛决定要与疾病赛跑，挽救自己的儿子。根据早老症的病程，她知道她最多只有15年的时间。莱斯丽与众医学专家合力展开了对儿童早老症的研究，并发现儿童早老症和1号染色体中的核纤肽A蛋白基因异常有关。2003年春天，莱斯丽和许多美国一流遗传学家一起宣布了儿童早老症基因——*LMNA*的发现。为了治疗儿子的怪病，莱斯丽成为一名屈指可数的美国儿童早衰症研究专家。

萨姆也并没有因为身患疾病就悲观失望。他一直生活得积极向上，比如参加了中学的军乐队、拿到中学的奖励，参加毕业舞会等，他还在参加了纪录片"萨姆的生活（Life According to Sam）"的拍摄，并在TED大会以"快乐生活（happy life）"为题做了演讲。2014年1月萨姆在他17岁时离开了人世，但他乐观的精神会永生于世。

小贴士 TIPS

1. TED是科技、娱乐、设计（technology，entertainment，design）的缩写，每年三月的TED大会都会汇集众多科学、设计、文学、音乐等领域的杰出人物，分享他们的思考与探索。

2. 萨姆的故事详见网站starwination.com/sam-berns-wiki-pictures-a-life-of-inspiration。

（刘雅萍）

第3章 疾病由来

89

烧心是怎么回事 🔲

相信有很多人都有过烧心的感觉，当卧位或前躬位以及饱餐、饮酒和服用某些药物后可出现肚子有种发热的感觉，准确地说是剑突或胸骨下的一种烧灼感或发热感。多见于反流性食管炎，亦可见于幽门不全梗阻、消化性溃疡等疾病。其主要原因是由胃内容物反流到食管内，刺激食管黏膜所致，饮水、服抑酸药物可使症状减轻或缓解。烧心是一种常见的消化系统症状，需进一步检查明确诊断，内镜检查是首选的检查手段，食管下段括约肌运动功能测定可以帮助诊断。烧心症状有时应注意与心绞痛鉴别。

过去的30余年，很多专家把烧心的原因归根于一种细菌。1982年，澳大利亚学者巴里·马歇尔和罗宾·沃伦发现了幽门螺杆菌（图3.6），并证明该细菌感染胃部会导致胃炎、胃溃疡、十二指肠溃疡和胃淋巴瘤甚至胃癌，这一成果打破了胃病不能根治的误区。基于这些结果，马歇尔和沃伦提出幽门螺杆菌涉及胃炎和消化性溃疡的病因学。1984年4月5号，他们的成果发表于在世界权威医学期刊《柳叶刀》（lancet）上。成果一经发表，立刻在国际消化病学界引起了轰动，掀起了全世界的研究热潮。世界各大药厂陆续投巨资开发相关药物，专业刊物《螺杆菌》杂志应运而生，世界螺杆菌大会定期召开，有关螺杆菌的研究论文不计其数。通过人体试验、抗生素治疗和流行病学等研究，幽门螺杆菌在胃炎和胃溃疡等疾病中所起的作用逐渐清晰，科学家对该病菌致病机制的认识也不断深入。但最近也有研究证明幽门螺杆菌并不一定是罪魁祸首。

除此之外，我们还应该了解下食管和胃的结构（图3.6），这对我们理解烧心也有帮助。食管是咽和胃之间的消化管，可分为颈段、胸段和腹段。食管如果保护不好，会导致食管癌。食管癌往往容易发生在三个部位，第一是和咽的移行部位，即食管的起端，第二是过气管权的位置，第三是穿过膈肌的位置，这三个部位都是食管相对狭窄的位置，容易受到食物摩擦而导致病变。

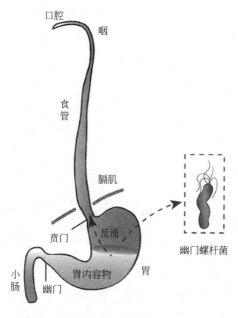

口腔
咽
食管
膈肌
贲门
反流
幽门螺杆菌
小肠
幽门
胃内容物
胃

图3.6　食管和胃

　　食管是咽和胃之间的消化管，可分为颈段、胸段和腹段。胃是消化管的扩大部分，位于膈下，上接食管，下通小肠。胃前端与食管连接的部位称为贲门，后端与十二指肠连接的部位称为幽门。幽门螺杆菌是导致胃炎和胃溃疡等疾病的罪魁祸首，胃内容物反流可引起烧心的感觉

　　胃是消化管的扩大部分，位于膈下，上接食管，下通小肠。胃的形状与动物体形有关：鱼类、有尾两栖类和蛇类，因其身体细长，胃呈纺锤形；哺乳类动物因身体粗短，胃则呈袋状弯曲，横卧于腹腔内。此外，胃的形态和结构还可因为储存食物的需要、食物的性质、摄食的频率而发生改变。在灵长类、大多数食肉类和许多食虫目动物中，胃往往是单腔器官，其前端与食管连接的部位称为贲门，后端与十二指肠连接的部位称为幽门。

　　胃腺一般有3类，即贲门腺、幽门腺和泌酸腺。前两者分别分布于贲门区和幽门区，均分泌黏液。泌酸腺主要存在于胃体和胃底的黏膜内，3～7个腺体的管腔排放到胃黏膜表面的一个小陷窝内，每一平方毫米的黏膜有90～100个小陷窝。泌酸腺有3类细胞，即主细胞、壁细胞和黏液细胞，除均可分泌水和无机盐外，每种细胞各有其特殊的分泌物：主细胞分泌胃蛋白酶原，壁细胞分泌盐酸和内因子，黏液细胞分泌黏液。

　　胃接受交感神经和副交感神经支配。交感神经来自腹腔神经节，副交感神

经为迷走神经，运动时交感神经兴奋，休息时迷走神经兴奋，利于食物消化。胃有丰富的血管和淋巴管。

所以，烧心的根本原因还是胃酸过多或反流导致的，规律的饮食习惯、乐观的生活态度都可以预防烧心。

（刘伟）

肾脏不干活了怎么办

曾在新闻听到这样的消息，有人患了尿毒症，由于贫困而无力支付透析或换肾的费用，需要社会伸出援手。此时，我们脑中就会跳出一些问号，什么是尿毒症？是尿里有毒了吗？透析又是怎么回事？

其实虽然叫尿毒症，但并不是尿液里含有毒素了，而是指由于肾脏功能丧失，不能通过产生尿液将体内的代谢废物和过多的水分排出体外。这些废物在体内不断聚集，对人体造成了毒害。尿毒症并不是一个真正的疾病名称，而是肾功能丧失后，机体由于内部功能紊乱而产生的一系列复杂的综合征，即肾衰竭综合征或简称肾衰。

肾脏，是我们机体中负责排泄废物的重要器官，成对位于人体腹后壁、脊柱两侧，长得类似蚕豆。正常成人肾脏的大小约比自己的手掌心稍长、稍窄一些，平均质量在150克上下。虽然并不起眼，却极其重要，它以产生尿液的方式调节人体水盐代谢的平衡、排泄体内新陈代谢产生的废物和毒素。此外，肾脏还能分泌一些激素，调节血压、刺激骨髓产生红细胞，维持血色素稳定等。

如果告诉你尿液其实来自于血液，你可能不敢相信，但事实就是如此。血液从肾动脉流入再从肾静脉流出肾脏的过程中，在要经过由毛细血管缠绕形成的肾血管球时完成了很重要的滤过作用。肾血管球中的毛细血管管壁并不是光滑而完整，而是有一些孔洞的。当血液流过时，一些血液中的成分就可以从这些孔隙漏出。在毛细血管外包裹着肾小管的盲端起源，由于它形成囊状结构，所以被称为肾小囊。它的管壁同样也有很多孔隙，从血液中漏出的成分经过这些孔隙进入肾小囊腔，进而流入与之相连的肾小管中，也就形成了原尿（图3.7）。毛细血管壁和肾小囊壁上的孔隙及其所带电荷，形成一个筛子一样的过滤结构，我们称之为"滤过屏障"，"筛子"网孔的大小、所带电荷等决定了什么样的物质可以被滤出血液，成为尿液。事实上，血液中红细胞和血浆白蛋白这些体积比较大的物质正常情况下无法通过滤过屏障，只能留在血液里，而包括水分、葡萄糖、电解质、尿素等代谢废物在内的很多成分则可以很容易地进入肾小管，形成原尿。从这里我们可以看出原尿其实就是血液经过滤过屏障后的产物。

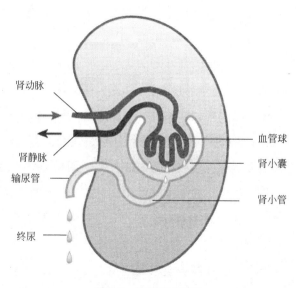

图3.7 肾脏滤过屏障

血液在流经肾血管球的毛细血管处时，部分可通过滤过屏障过滤入肾小囊形成原尿，再经过进一步重吸收、排泄和浓缩，最终形成终尿经输尿管排出

每24小时形成的原尿量约有180升，数量相当庞大，而机体每天真正排出体外的终尿只有1～2升，也就意味着绝大多数原尿又都将被重吸收回机体了。重吸收功能是在肾小管中完成的，绝大多数水分，还有葡萄糖、无机盐、氨基酸、小分子蛋白质等有用的成分又被重吸收回血液，同时肾小管还会进一步排出代谢产物。原尿在重吸收过程中逐渐被浓缩，形成含有大量代谢废物的终尿。

当肾脏出现问题，尤其是滤过屏障出了问题，机体就会出现问题。例如当滤过屏障被破坏，相当于筛子的"筛孔"变大了，大到拦不住红细胞时，尿液中就会出现红细胞，即为血尿了。再比如"筛子"的筛孔如果被堵住了，代谢废物和毒素无法从血液中滤出，这些"垃圾"潴留在体内将影响机体正常功能。

尿毒症若不及时治疗，将会危及生命，但医生对它并不是束手无策的。公认的治疗尿毒症的最佳方法是肾移植，俗称换肾。就是将健康人的肾脏移植给有病变并丧失肾脏功能的患者，移植的肾脏将在患者体内代替病变的肾脏发挥正常过滤、排泄废物的功能。但由于肾源短缺、配型困难、免疫排斥、费用昂贵等诸多因素的限制，能接受肾移植的患者少之又少，多数尿毒症患者需要依赖透析疗法来维持生命。

透析疗法也是治疗尿毒症的有效方法之一，它其实就是通过机体自身或人工制造的结构来模拟肾脏的滤过屏障，以此来代替机体内已被不可逆损坏的结构发挥滤过功能。透析可分为腹膜透析和血液透析两种。

腹膜透析，是把特制的"透析液"通过一条"腹透管"灌入腹腔。此时，腹膜的一侧是患者自身含有代谢废物的血液，另一侧是干净的腹透液，腹膜在其间充当了滤过屏障的角色。血液里的代谢废物在浓度梯度差的作用下透过腹膜逐渐进入腹透液里，透析液中特意添加的机体需要的成分可以透过腹膜进入血液。通过不断更新腹透液，达到排出体内毒素的目的。

血液透析则是将患者的血液经血管通路引入透析机，透析机将患者体内积存的"垃圾"过滤掉，再把经过净化的血液回输至体内，达到排出废物、纠正电解质和酸碱平衡紊乱的目的。其中透析机就充当了滤过屏障的作用。

随着透析技术不断进步和医疗保障制度的不断完善，越来越多的尿毒症患者通过血液透析或腹膜透析延续生命。值得注意的是，尽管透析治疗能够快速将毒素排出体外、维持患者生存，但透析毕竟只是肾脏替代疗法，它并不能修复已损伤的肾结构，因此也就无法达到治愈的效果。

（申新华）

糖尿病的那点儿事 ⬀

　　糖尿病在当今社会已经成为常见病，几乎每个人都听到过身边朋友或者亲人诊断出糖尿病。你有没有发现糖尿病患者的共同特点呢？

　　糖尿病是迄今为止人类发现的最古老的病种之一，从有确切的史料文字记载开始，人类对它的观察至少有3500年以上的时间了。公元前1550年，古埃及莎草纸古抄本中就描述了一种叫"多尿"的疾病，当时的人们就已经开始注意到了，患者的病症之一就是饮水量与尿量不成比例，饮得多，尿出得更多。而这恰恰就是糖尿病患者最典型的症状：多饮、多尿。公元5～6世纪，古印度、中国、阿拉伯和日本的医生们也先后发现了患者尿液的与众不同：患者的尿液要比正常人的黏稠许多。一次，医生们无意中将一些尿样洒落桌畔，这些尿样竟然像蜜一般，立刻吸引了大量的蚂蚁前来疯狂吸吮。在长期的观察中他们发现这些尿竟然是甜的！这也许就是中文里的"糖尿病"名称的由来吧。其实，中医称糖尿病为"消渴症"，《黄帝内经·素问》中就描述了患者多饮、多尿、多食却乏力、消瘦的现象。糖尿病的英文名称来源于17世纪英格兰人托马斯·威利斯（Thomas Willis）和德国著名的医生约翰共同发表的一篇关于糖尿病患者尿液特征的论文。他们在论文中首次使用了一个拉丁文词汇"Mellitus"，意思为极甜，并把它和卡帕多西亚地区的阿克托斯（Arctaeus）早在公元2世纪描述糖尿病症状时用的"Diabetes"一词结合起来，于是就有了糖尿病的正式名称：DiabetesMellitus。

　　既然糖尿病患者尿液出现异常，人们理所当然地认为这种疾病的原因是产生尿液的肾脏受到损伤。直到1788年，英格兰医生托马斯·盖姆雷（Thomas Gamley）在一次意外事故救治患者的过程中，发现胰腺损伤竟然可以引起糖尿病。这提醒人们开始把引起糖尿病原因的探索指向了其他脏器。随后的两个世纪，人们逐渐发现了血液中葡萄糖的代谢方式，认识到胰腺中的胰岛能分泌一种叫作胰岛素的激素，具有降低血糖的作用，与糖尿病的发生具有

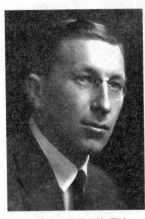
弗雷德里克·格兰特·班廷
(Frederick Grant Banting)

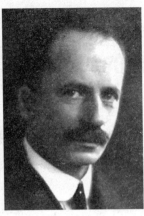
约翰·麦克劳德
(John James Rickard Macleod)

图3.8　1923年诺贝尔生理学或医学奖得主

直接关系。从1920年开始，加拿大外科医生弗雷德里克·格兰特·班廷（Frederick Grant Banting）在著名生理学教授约翰·麦克劳德（John James Rickard Macleod）指导下在犬身上做了一系列的实验，从萎缩的胰腺中获得了高纯度的冷却提取物，并注射到患者体内，挽救了一个14岁患儿的生命。这种提取物就是人们一直在试图寻找的胰岛素。两人因此获得1923年诺贝尔生理学或医学奖（图3.8）。自此之后，医学界开始了生产更纯的胰岛素的技术探索：从提取到人工合成，直至现在的基因工程技术，人们使用的胰岛素种类也从牛胰岛素逐渐过渡到生物合成人胰岛素。在这个过程中，我国科学家也做出了杰出的贡献，1965年中国科学院上海生物化学研究所率先获得了具有生物活性的牛胰岛素结晶，这也是我国科技界一大亮点。

目前认为，糖尿病是由于胰岛素分泌缺陷和/或胰岛素作用障碍所致的以高血糖为特征的代谢性疾病。其主要特点即为持续性的高血糖状态。由于血糖的增高导致肾脏滤过增加，引起多尿；血糖增高反射性影响下丘脑功能，使人产生渴的感觉而增加饮水；血糖增高还影响其他能量物质——蛋白质和脂肪的代谢，引起食欲改变和乏力、消瘦的现象。这就是糖尿病典型的临床表现："三多一少"，即多尿、多饮、多食和消瘦。

长期的代谢紊乱可导致全身组织器官，特别是眼、肾、心血管及神经系统的损害及其功能障碍和衰竭。严重者可引起失水、电解质紊乱和酸碱平衡失调等急性并发症酮症酸中毒和高渗昏迷。

由于糖尿病的致病原因复杂，目前还没有针对直接病因根治糖尿病的方法。目前主要以控制血糖、防止并发症为主。可以总结为"五驾马车"，即糖尿病教育、饮食治疗、运动治疗、药物治疗、血糖监测。药物治疗只是其中的一部分，包括口服降糖药物和注射胰岛素两类。一般认为血糖的控制应首先通过饮食，在饮食控制不良时加用降糖药物，在口服药物仍然不能维持血糖时，提示胰岛功能已完全衰竭，此时治疗应改为皮下注射胰岛素。2010年开始，手术治疗也被列入了2型糖尿病的治疗指南，成为治疗方式之一，但其适用范围较为严格。近年来科学家们将注意力转向胰腺干细胞的研究，原因是胰腺干细胞可分化成为胰岛β细胞，从而分泌胰岛素来纠正血糖水平增高。而胰腺干细胞又可从人体中极为丰富的间充质干细胞诱导产生。但这些研究目前只在动物体内或体外进行，一旦证明可应用于人体，将是糖尿病患者的最大福音。

（仇文颖）

美丽却令人烦恼的器官——乳腺

我国诺贝尔文学奖得主莫言先生有一部长篇小说名为《丰乳肥臀》，是他最满意的作品之一，曾获得首届"大家·红河文学奖"，文章中不乏对乳房的描述与赞美。是啊，丰满挺拔的乳房充分彰显着女性独特的魅力，是许多女性追求的目标。为了达到丰胸的效果很多人尝试了各种各样的手段，有些人甚至为此不惜去做隆胸手术。殊不知，乳房虽然很美丽，但也经常给女性带来意想不到的烦恼。每年10月是世界"乳腺癌防治月"，作为全球乳腺癌防治活动的标识"粉红丝带"不断地出现在全球各大媒体杂志和公共场合，提醒人们关注乳房健康，预防乳腺癌。

胸前隆起的乳房作为女性曲线美的重要组成部分，其形状、大小经常是人们关注的焦点，但人们往往忽略了乳房最基本的作用，它实际上是作为哺乳动物一员的人类用来哺育后代的器官。乳房由皮肤、乳腺、脂肪等结缔组织以及丰富的血管、淋巴管和神经组成。脂肪在其中占很大比例，起到填充、保护、缓冲等作用，脂肪数量的多少直接影响着乳房的大小。韧带和纤维束等结缔组织作为乳房的支架结构，它们就像网兜一样将乳房内的其他结构分隔成小区，并提供支持与保护，如果结缔组织减少或结构受损，乳房就会下垂。大量的脂肪和结缔组织使乳房既柔软又充满弹性，但它们起的最主要的作用是保护其内能分泌乳汁的乳腺。乳腺包括腺泡和导管两部分。腺泡是由若干有分泌功能的腺细胞围成的囊泡状结构，乳汁从细胞分泌出来就聚积在囊泡中间的腔里。当婴儿吸吮的时候，乳汁通过从细到粗一级级的导管，逐渐汇集到输乳管（图3.9），最后从乳头喷射到孩子的口腔。如果打比方的话，一个个腺泡就像一颗颗甜美多汁的葡萄，而一级级导管就像从细到粗的葡萄梗，将葡萄串成一小串儿，然后一大串儿。最后所有最粗的葡萄梗扎在一起，就相当于一根根汇集、开口在乳头的输乳管。想象一下，挤压葡萄后葡萄汁流出的场景。

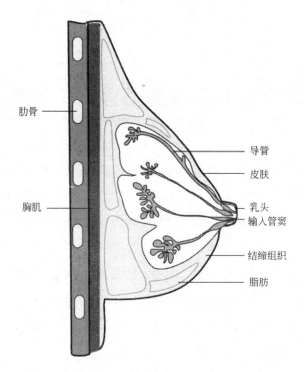

图3.9　乳房

乳房由结缔组织、脂肪和乳腺组成，表面有皮肤覆盖。乳腺是乳汁产生的场所，由腺泡和导管组成。乳汁在乳腺腺泡产生，婴儿吸吮时乳汁经由各级导管、输入管窦，从乳头流出

当然，腺泡的分泌功能只在妊娠末期和哺乳时才会有，腺泡的数量也是在妊娠开始以后才在激素的作用下大量增加的。而在未怀孕或停止哺乳后，乳腺组织内的腺泡数量很少，主要是只具有运输能力的导管。青春期之前，乳腺中

只有导管的原基存在。也就是说乳腺中最初存在的是最大一级的导管。进入青春期后，在激素的作用下导管上皮开始增殖并不断分支，最终形成最细的一级叫终末导管的分支。而在妊娠开始后，终末导管上皮再一次增殖、分化，形成具有分泌能力的腺泡细胞。因此腺泡并不是一出生就具有的，在未孕时腺泡的数量也非常少。乳腺内部分上皮细胞会随着女性体内激素水平的周期性变化，而出现周期性的增生和退化。这就是有些女性在月经前会出现乳房胀痛、月经后就会好转的原因。

影响女性乳房大小的因素很多。除了妊娠和哺乳阶段由于乳腺组织的增多和行使分泌功能使乳房明显增大外，遗传也是一个重要因素。与欧美女性相比，亚洲女性的乳房要小一些。女性想要丰胸的话，改变这两个因素的可能性不大。但前面提到过脂肪的多少会影响乳房的大小，也就是胖一点乳房就会丰满一些，有些人减肥的同时发现自己的胸部变小了也是这个道理。通过锻炼使乳房后方的胸大肌发达一些，结缔组织的韧性提高一些，会提高乳房的支持力，使乳房更显挺拔。民间还流行着一些丰胸食谱，比如木瓜银耳汤、花生猪蹄汤等，它们是否能丰胸尚无科学依据。但如果胡乱使用药物，尤其是激素来达到丰胸效果，很可能会得不偿失，甚至会适得其反导致疾病出现，造成终生遗憾。

乳腺组织是多种内分泌激素（如雌激素、孕激素及催乳素等）的靶器官，这些激素的受体在乳腺上皮都有分布。当激素与相应的受体结合后，会使细胞发生一些系列反应。妊娠时期在雌激素的作用下，腺泡细胞大量增殖；而在哺乳时期在孕激素和催乳素等激素的作用下，促进腺泡细胞合成和分泌乳汁。另外在月经周期乳腺上皮细胞出现的生理性增殖和退化，也是体内雌激素、孕激素周期性变化的结果。如果体内激素的平衡被打破时，比如内分泌失调（雌激素、孕激素比例失调），或外源激素的干扰，则可能出现乳腺增生，甚至是乳腺癌。

乳腺增生是乳房疾病中最常见的、良性的乳腺疾病，是指乳腺过度增生和复原不全，造成乳腺正常结构的紊乱，以乳腺导管的上皮细胞和结缔组织增生为基本病理变化，属于病理性的增生，主要与内分泌失调有关。女性30～40岁是临床常见的多发期，此年龄段女性卵巢功能开始紊乱，孕激素分泌减少、雌激素相应增多，引发乳腺上皮细胞和结缔组织出现不规律增生和变厚。尽管多数乳腺增生不会恶变，但有些不典型的异常增生还是存在癌变风险的。因此一旦确诊，就要积极进行系统治疗，防止出现乳腺癌的癌前病变。

乳腺癌起源于乳腺各级导管和腺泡上皮，由腺上皮增生到不典型增生而逐步发展到原位癌、早期浸润癌至浸润性癌。我国乳腺癌中70%以上为浸润性导管癌。尽管与欧美相比，我国属于乳腺癌低发区，但近年来发病率也在迅速升高。《2013年中国肿瘤登记年报》显示乳腺癌的发病率已位居我国女性恶性肿瘤发病率的第一位，死亡率位居第五。不同年龄段乳腺癌发病率不同，40 ～ 60岁是我国乳腺癌的高发年龄段，但近年来年轻女性乳腺癌的发病率增长迅速。青年歌手姚贝娜因乳腺癌复发而不幸离开人世时年仅34岁。

乳腺癌的具体发病机制还不完全明确，大量研究表明乳腺癌的发生是一个多基因、多因素、多阶段的累积过程，是遗传和环境交互作用的结果。遗传背景、生活环境、药物使用、体内雌激素水平等均与乳腺癌的发生和发展有关。我国居前5位的乳腺癌发病的危险因素依次为良性乳腺疾病、乳腺癌家族史、吸烟、超重和月经初潮年龄。乳腺癌是激素依赖性肿瘤，体内高水平的雌激素（包括雌酮及雌二醇等）水平与乳腺癌的发病有直接关系。月经、生育状况和肥胖等指标可反映女性雌激素水平，研究显示初潮早、绝经晚、月经周期短、未育、晚育、少产、人工喂养以及肥胖的人群患乳腺癌的风险加大。外源性雌激素的应用，比如口服避孕药和绝经后雌激素替代疗法也是乳腺癌的危险因素。另外昼夜节律紊乱，导致褪黑素分泌减少，对雌激素分泌抑制功能减弱，也会增加乳腺癌发病风险。

乳腺癌家族史是乳腺癌发生的危险因素之一，如果母亲、女儿、姐妹等亲属中有乳腺癌患者，则本人患病风险更大。好莱坞影星安吉丽娜·朱莉的母亲和姨妈就是因为乳腺癌去世的，据计算她自己患乳腺癌的危险概率是87%、患卵巢癌的概率是50%，因此她进行了预防性乳腺切除手术，术后其乳腺癌发病概率降低到5%以下。朱莉之所以有较高的乳腺癌发病风险，是因为她的乳腺癌易感基因BRCA1有缺陷。除了BRCA1，BRCA2也是乳腺癌的易感基因，另外还有一些原癌基因、抑癌基因的突变也会增加乳腺癌患病概率。

除此以外，种族、生活环境、饮食习惯等也与乳腺癌发病率有关。美国白人女性比亚裔女性发病率高，居住在美国的华裔女性比居住在亚洲的华裔女性发病率高。进食大量高热量、高脂肪、高糖、低纤维食品，不合理的膳食结构增加了患乳腺癌的风险度。吸烟（包括主动和被动）和饮酒也是乳腺癌发生的危险因素。另外精神状态也会影响发病率。精神抑郁可导致人体内分泌、神经和免疫系统的改变，最终导致身心疾病，包括乳腺癌发生。

姚贝娜、陈晓旭、叶凡等多位演艺界明星因患乳腺癌离世，引发人们对乳腺癌死亡率的关注。其实乳腺癌是一种治疗效果相对较好的癌症，近年来其生存率有明显提高。欧美和亚洲发达国家乳腺癌发病和5年生存率都较高，达85%～90%。我国城市地区5年相对生存率已达到70%以上，因此大家不用过分恐慌，但平时要注意自我检查。

乳腺癌多为单发，并与皮下组织粘连，因此病变部位表面的皮肤看上去有点像橘子皮，乳头常回缩，晚期伴有淋巴结肿大等。这些现象不需要医生，我们自己也能发现。因此做好乳房自查是尽早发现乳腺癌的关键步骤。关注乳房健康，改变不良生活习惯，预防乳腺癌，提高自身的生活质量。

（钱晓菁）

安吉丽娜·朱莉为何切除乳房

安吉丽娜·朱莉（Angelina Jolie）是好莱坞当红明星，2013年她自曝已经接受预防性的双侧乳房切除术，以降低罹癌风险（图3.10）。据安吉丽娜·朱莉介绍，由于妈妈将突变的*BRCA1*基因遗传给她，使她患乳腺癌和卵巢癌的概率分别是87%和50%。因此她决定用专业的医疗手段来降低患病风险，并称双侧乳房切除术后她患乳腺癌的概率从87%下降到5%以下。

那究竟什么是*BRCA1*？它与乳腺癌、卵巢癌的关系有多密切？是什么原因让安吉丽娜·朱莉选择选择切除双乳提早预防癌症的发生呢？下面的遗传学知识将带你解开这个谜团。

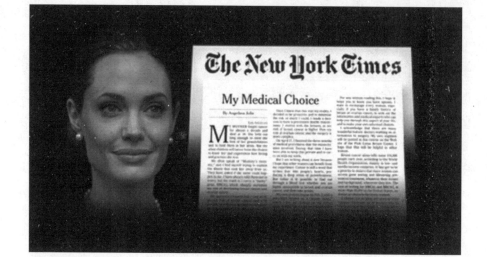

图3.10　安吉丽娜·朱莉和其在纽约时报发表的文章 "我的医学选择（My medical choice）"

好莱坞影星安吉丽娜·朱莉2013年5月15日在《纽约时报》发表文章披露她已接受预防性的双侧乳房切除术的事实

乳腺癌、卵巢癌有着家族性聚集发作的特点。而其中的一部分患者，可以通过科学手段，被检查证实带有明确的基因缺陷。带有这些基因缺陷的家族，比一般常人有更高的乳腺癌或者卵巢癌发病率，因此获名 "遗传性乳腺卵巢癌（hereditary breast-ovarian cancer，简称HBOC）"。HBOC是一种常染色体显性遗传疾病。其中，与其遗传最为相关也是被研究的最广泛的，是*BRCA1*与*BRCA2*基因。*BRCA1/2*指乳腺癌易感基因1/2。它们是抑癌基因，在正常细胞中具有抑制细胞增殖的作用，对细胞的发育、生长和分化的调节起重要作用。当抑癌基因缺失或被抑制后，它们的抑癌作用即减弱甚至消除。正常人体每天都有大量的细胞更新，这个过程中会产生少量的癌细胞，但这些癌细胞很快就会被抑癌基因抑制或被免疫系统识别而杀死，不会形成肿瘤。BRCA1/2蛋白就是属于这个防线的一部分，如果*BRCA1/2*基因突变导致抑癌功能丧失，乳腺癌、卵巢癌或一些其他肿瘤发病率就会明显升高。根据欧美的研究资料，有*BRCA1*或*BRCA2*突变的女性，一生中发生乳腺癌的发病概率会增高5 ~ 7倍达60% ~ 90%，而卵巢癌的概率会升高10 ~ 40倍达15% ~ 50%。

*BRCA*基因对两性均有影响。过去很长一段时间里，对*BRCA*基因的研究主要集中在其突变对于女性卵巢癌、乳腺癌的影响。虽然对于父系HBOC的

研究仍然有待加强，但是一些研究已证明，其也可导致男性的乳腺癌前列腺癌发病率升高。也就是说，无论性别，*BRCA*基因突变的携带者均有性腺和乳腺癌发病的概率。

但值得注意的是，HBOC是多基因遗传病，除了*BRCA1*和*BRCA2*之外，其他相关致病基因还包括*TP53*、*CHEK2*、*PTEN*、*ATM*等。此外，*BRCA*基因的突变与HBOC的发病并非是100%相关联的。*BRCA1*和*BRCA2*基因突变仅仅提高了HBOC发病的概率。其发病率还受到地区、种族、性激素水平、卵巢组织和细胞的生长发育等各方面的影响。由于遗传和环境相互作用的复杂性，大约还有45%的HBOC家庭的致病基因尚不明确，或者有多种致病基因。

为预防疾病发生和便于早期发现，突变基因携带者应接受每年一次进行乳腺和性腺的扫描，以早期发现病变和积极治疗；或进行乳腺和卵巢的预防性切除术。如果有基因缺陷的人对于手术有抵抗情绪，使用他莫昔芬等药物预防，或调整生活习惯来减少患癌的风险。

对于那些渴望孕育健康下一代的*BRCA1*或者*BRCA2*突变携带者，植入前胚胎遗传学诊断（PGD）为他们带来了福音。PGD的大致流程如下：体外受精获得胚胎，然后通过包括单体型分析在内的几种检测手段，确定胚胎细胞不携带致病基因。那些*BRCA*突变阴性的胚胎，则会被植入母亲的子宫当中。

*BRCA1*和*BRCA2*基因的突变检测已在临床被广泛使用。根据个人史及家族史，可以通过计算机程序来计算突变携带者的发病率，为患者的决策提供可靠的依据。但是，在缺乏家族史的情况下，对于临床检测的阴性结果，还需要谨慎解读，即不能完全排除其他致病基因，或者多种致病基因的情况。

2015年3月24日安吉丽娜·朱莉又通过《纽约时报》发布消息称，由于担心患卵巢癌，她已于17日将卵巢和输卵管也切除了。因为有上述癌基因的存在，她患卵巢癌的风险为50%。按朱莉的说法，她切除乳房和卵巢不仅为了自己防止癌症的发生，更是希望借此唤起世人对乳腺癌和卵巢癌预防的关注。

对于是否要采取这种比较决然的措施，医生们是有不同看法的。但多数医生认为及时的基因检测以及预防性治疗是有益的。

（刘雅萍）

第3章　疾病由来

耳朵流脓与耳聋

中耳炎中医称之为耳脓，无疑说明耳朵流脓是它的主要表现。顾名思义中耳炎累及的是中耳全部或部分结构的炎性病变，好发于儿童。实际上中耳炎可分为非化脓性及化脓性两大类，化脓性者有急性和慢性之分。

急性中耳炎是中耳黏膜的急性化脓性炎症，由咽鼓管途径感染，多见于感冒。感冒后咽部、鼻部的炎症向咽鼓管蔓延，管腔黏膜出现充血、肿胀，纤毛运动发生障碍，引起中耳炎。常见的致病菌主要是肺炎球菌、流感嗜血杆菌等。鼻涕中含有大量的病毒和细菌，如果我们在擤鼻子时方法不正确，两侧鼻孔都捏住用力擤，则压力迫使鼻涕向鼻后孔挤出，到达咽鼓管，引发中耳炎。另外游泳时应避免将水咽入口中，以免水通过鼻咽部而进入中耳引发中耳炎。外伤所致的鼓膜穿孔，禁止滴任何水样液体，以免影响伤口的愈合。可用消毒棉球堵塞外耳道，以免感染诱发中耳炎。如果婴幼儿仰卧位吃奶，由于幼儿的咽鼓管比较平直，且管腔较短，内径较宽，奶汁可经咽鼓管呛入中耳引发中耳炎，所以儿童是急性中耳炎的高发者。吸烟和长时间用耳机听摇滚类的大分贝的音乐，也容易引起慢性中耳炎。

慢性化脓性中耳炎是指中耳黏膜、骨膜或深达骨质的慢性化脓性炎症。本病在临床上较为常见，常以耳内间断或持续性流脓、鼓膜穿孔、听力下降为主要临床表现，严重时可引起颅内、颅外的并发症。

中耳炎的诊断主要依靠观察鼓膜的形态改变，松弛部或全鼓膜内陷，表现为光锥缩短、变形或消失，锤骨柄向后、向上移位。

治疗措施上积极治疗上呼吸道病灶性疾病，清洗外耳道及中耳腔内脓液，应用抗生素，若鼓膜大穿孔影响听力，可行鼓膜修补术或鼓室成形术。

失聪又称耳聋，即听觉系统中传音、感音及其听觉传导通路中的听神经和各级中枢发生病变，引起听功能障碍，产生不同程度的听力减退。一般认为语言频率平均听阈在26dB以上时称为听力减退或听力障碍。根据听力减退的程度不同，又分为重听、听力障碍、听力减退、听力下降等。

耳聋的病因复杂，有先天性和后天性因素，其中化脓性中耳炎是传导性耳聋中最主要的致聋疾病。近年来，分泌性中耳炎成为儿童听力减退的主要原因。老年性耳聋多因血管硬化、骨质增生，使供血不足，发生退行病变，导致听力减退。

音叉检查是鉴别耳聋性质最常用的方法。

对于感音神经性耳聋，重点在于预防和早期发现和治疗。目前在我国开展的耳聋基因诊断和新生儿听力筛查工作，极大地改善了感音神经性耳聋的发病状况。

人工耳蜗植入适用于重度到极重度感音神经性耳聋患者；人工耳蜗是目前唯一能使全聋患者恢复听力的医学装置，需要患者具有足够数量的听神经残留，刺激电极将插入耳蜗内，如果患者的听神经不存在，例如听神经瘤切除术后的患者，是无法接受人工耳蜗植入的。

（刘伟）

他的手为什么一直在颤抖

——帕金森病简述

我们常能看到一些老年人，他们站着或坐着跟人聊天时面部表情比较少，手总是在不由自主地颤抖，拇指和食指总是像在做搓药丸的动作。转身或转头时也显得比较缓慢、困难。走路时步幅较小，头和上身前倾、胳膊的摆动幅度较小，总是感觉走得不稳、向前冲的样子。他们到底患了什么病呢？

这种疾病叫作帕金森病，或震颤麻痹、帕金森综合征，是1817年由英国内科医生詹姆士·帕金森（James Parkinson）[图3.11（a）] 首先描述的。帕金森病是神经系统慢性进行性疾病，前面描述的"面具脸"、"慌张步态"、静止时手指"搓丸样"震颤等都是帕金森病患者的典型表现。医生常根据静止性震颤、运动迟缓、肌强直及姿势步态异常等临床特征作为诊断参考。

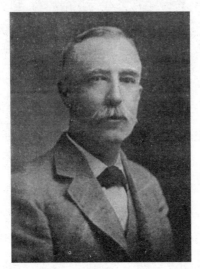

(a)詹姆士·帕金森（James Parkinson，1755—1824，英）

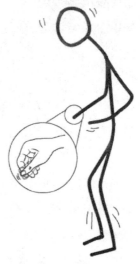

(b)帕金森病患者的典型表现

图3.11　帕金森病

帕金森病患者会出现静止性震颤、运动迟缓、肌强直及姿势步态异常等

从1817年首次报道该疾病以来，随着时间的推移，医生们对帕金森病的临床特点的认识越来越深入，但是什么原因导致疾病的出现这个问题困扰了科学家很久。19世纪中后期，神经病理的研究比较发达，但目标一直集中在大脑皮质和脊髓，没有找到明确的答案。直到1919年Tretiakoff观察到帕金森病患者的中脑一个叫黑质的区域中的黑素细胞数量减少，这一关键的病理变化才开始被人们注意。以后又有学者在对上百例帕金森病和脑炎后帕金森病综合征的尸体进行了解剖，进一步确立了"黑质神经细胞变性"的观点。直到20世纪50～60年代，随着技术的进步人们才知道黑素神经细胞的作用，它是一种分泌多巴胺能的神经元。多巴胺简单地说是一种神经递质，正常状态下，它和另一种神经元分泌的神经递质——乙酰胆碱，二者效应之间存在一种平衡状态，最终指挥机体的肌肉运动。当多巴胺能神经元变性丢失，多巴胺合成减少，对乙酰胆碱的功能抑制减弱，平衡被打破，则出现帕金森病的各种表现。

脑内多巴胺的神经生化和神经药理学研究使人们对帕金森病发病的机制有

了突破性的认识，与此同时采用多巴胺替代也使得帕金森病治疗取得了突破性进展。而在此之前，由于缺乏有效的治疗药物，医生们普遍采用外科手术治疗帕金森病。

1960年Hornykiewicz发现帕金森病纹状体多巴胺含量显著减少后，很快意识到其前体左旋多巴也许可以用来治疗帕金森病。他首次对帕金森病患者静脉注射左旋多巴胺后，取得了惊人的效果，"使少动症状完全消失或明显改善，卧床的患者可以坐起来，能站立不能行走的患者可以行走，用药后患者可以轻松完成这些动作"，这是他和合作者在他们的研究报道中写到的。20世纪60年代末期，经过大量验证，左旋多巴开始在临床大量推广使用，帕金森病治疗进入"左旋多巴时代"。

随着左旋多巴的应用，其疗效得到了肯定的同时副作用也逐渐显现出来，最严重的是长期应用后出现的症状波动和异动症。随后医生逐渐尝试采用一些多巴胺受体激动剂、酶抑制剂、抗胆碱药物与左旋多巴先后或联合使用，通过多种措施治疗帕金森病。

帕金森病主要常见于中老年，一般在50～65岁开始发病，发病率随年龄增长而逐渐增加。有报道称55岁以上人群患病率高达1%。并且年龄越大患病率越高，75岁以上人群患病率达2.5%以上。目前全球帕金森病患者400万左右，我国有170多万人患者。我国改革开放的总设计师邓小平同志、著名数学家陈景润，还有美国著名的拳王阿里等，都深受帕金森病的折磨。近几年来，帕金森病有年轻化的趋势，在40岁以上的人群中为0.4%。

到目前为止，医学上还没有预防或完全治愈帕金森病的办法，帕金森病的治疗首选药物治疗，它能帮助帕金森病患者恢复功能，保护未受损神经，防止并发症等。因此根据医嘱服药是治疗的关键之一，另外合理安排饮食也对帕金森病的治疗起重要辅助作用。有些帕金森病患者反映在服用美多芭（多巴丝肼片）等药物后感觉效果不佳，误以为是药物无效，细问下得知他们多在饭后服用药物。有些患者为了增强体质，补充了大量高蛋白食品。结果非但没有壮实起来，反而病情反复、症状加重。其实，多巴类制剂有个特点：会与食物中的蛋白质相结合，从而影响吸收。所以服药必须与进食肉类、奶制品的时间间隔开，最好在饭前半小时左右服用，这样就能够避免饭后高蛋白抑制多巴的吸收。因此合理饮食、注意用药的方法都至关重要。同时鼓励帕金森病患者加强肢体功能锻炼，鼓励他们尽量参加各自形式的活动，对患者肢体、言语、心理的康复训练都是非常重要的。

（王涛）

老年痴呆

人的衰老是不可抗拒的自然规律，近年来，随着生活环境的改善、医疗条件的提高，中国人的人均寿命在逐年提高。人到老年以后，大脑容易发生器质性的智能衰退，出现健忘的症状，例如，常常忘记物品放在何处，忘记亲友的住址、电话，但一般是不会影响生活的。良性健忘的老人有自知能力，很少出现语言和视觉空间定向障碍，生活能够自理，甚至还能照顾家人，尽管记忆力下降，但对重大事件的认识能力不会减退。但也有一些老年人，出现认知和记忆功能的进行性退化，日常生活能力进行性减退，甚至出现人格、语言、认知、视觉空间定向障碍等。人们说他们是患上了老年痴呆。老年痴呆其实是一组以认知障碍为主要表现的老年人神经退行性疾病，最常见的是阿尔茨海默病（Alzheimer disease）。

110多年前的一个冬日，一位51岁的老妇人，奥古斯特太太（Auguste），带着痴呆的表情走进了法兰克福医院，阿罗伊斯·阿尔兹海默医生详细地记录了对她的第一次问诊，发现她表现出理解能力下降、迷惑、偏执、幻听等症状，最主要的表现还是记忆力的逐渐下滑。阿尔兹海默医生还给她拍了一张照片，这张照片后来也变成了神经病学中最著名的照片之一（图3.12）。这是历史上第一例得到记载的老年痴呆病例。1906年，奥古斯特太太去世后，阿尔兹海默医生对她的脑切片进行了染色观察，发现了两个明显特征：一个是脑组织中斑块样沉积的病灶，他称为小粟粒灶，后来被命名为淀粉样斑块；另一个是神经元胞体内着色很深的神经元纤维，现在被称为神经纤维缠结。1910年，德国慕尼黑大学的克雷佩林（Kraepelin）教授将这种严重的老年痴呆症命名为"阿尔兹海默病"。直到现在，这两种脑组织病理表现都是阿尔茨海默症神经病理诊断的重要依据。

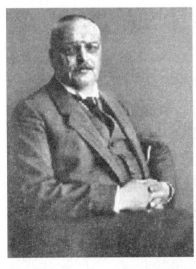

◀ 阿尔兹海默医生

▼ 奥古斯特太太

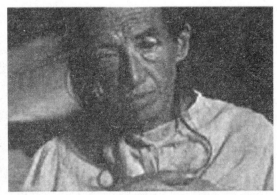

图3.12　阿尔兹海默医生和奥古斯特太太

　　当时，这种大脑疾病并没有引起医学界的太大关注。事实上，直到数十年以后，这项重大的发现才得到应有的重视。而今天"阿尔兹海默"这个名字早已在医学界和科学界里如雷贯耳，在普通人甚至是政客当中也不会陌生。素有"铁娘子"之称的英国前首相撒切尔夫人，是迄今为止英国唯一的一位女首相，在其任期内由于执行政策的手段强硬而著称。她连续三个首相任期后，于1990年辞职，继续活跃在政治社交舞台，2001年后逐渐退出。2008年她的女儿卡萝尔·撒切尔出版《在金鱼碗里游泳》一书，详述母亲的一些生活细节，"她的记忆力曾经如同高效数据库，能随口说出几年前的经济统计数据，不用查阅任何资料"，"可如今，她会在完全不自知的情况下重复问同一个问题"，甚至记不住她的丈夫离世的情况。此时人们才知道，昔日叱咤政坛的"铁娘子"撒切尔夫人罹患痴呆症，如今难以记住一些生活琐事，令人不胜唏嘘。还有美国的第40任总统（1981—1989年）里根总统，是美国历任总统中就职年龄最大，而且是唯一一位演员出身的总统。哥伦比亚著名作家马尔克斯，是1982年诺贝尔文学奖得主，其晚年也患有老年痴呆。而我国的著名话剧表演大师于是之60多岁时，患上了老年痴呆，出现语言障碍，说话不流畅，随后思维不清晰，到最后连人都认不出来，最后不得已告别话剧舞台，令人惋惜。

欧美人群的流行病学调查显示，65岁以下的老年痴呆患病率不足1%，65岁则为1.5%，以后每增加5岁，患病率就增加大约1倍，85岁以上约为30%。在欧美发达国家，痴呆中的50% ~ 60%是阿尔茨海默病。对北京、上海、成都、西安4个主要城市55岁及以上老年人进行阿尔兹海默病患病率调查发现65岁以上老年人总患病率为5.9%。这些既往患病率研究显示，患病率差别较大，但总体趋势都较为接近，并且阿尔兹海默病已成为主要的痴呆类型。据估计，如果在2050年之前还没有对该病的治疗措施的话，那么世界人口的5%将会变成该病受害者，而所造成的财政负担会将经济推向崩溃。

老年痴呆是一种发病隐蔽的进行性神经系统退行性疾病，临床上主要症状为认知和记忆功能不断恶化，日常生活能力进行性减退，早期可出现动作笨拙，常自言自语。随着病情的发展，痴呆表现就会越来越严重：说话时口齿不清，缺乏逻辑；记忆力显著减退，会忘记自己刚刚说过的话，有时连自己的姓名、年龄都说不清楚；外出时甚至忘记自己的住处而不能回家。病情后期，则完全呈现痴呆状态，行动迟钝，精神萎靡，整天不说话，或者答非所问，语无伦次，大小便不能自理，需要家人的精心护理。平均生存期只有5.9年，是威胁老人健康的"四大杀手"之一。

可惜的是，直到目前为止，导致老年痴呆的机制并不明确。科学家及医学家根据临床及动物实验等结果提出了许多致病假说，并据此开发了许多药物用于老年痴呆治疗，但尚无一种药物能有确切的疗效。流行病学调查显示，与老年痴呆相关的危险因素很多，既有遗传及基因突变的因素，更有同样重要的后天因素。淀粉样蛋白前体（APP）的基因突变、早老素1（PS1）、早老素2（PS2）均已被证实是早发性痴呆的决定因素。而环境因素中的受教育程度、头部外伤史、高血压、糖尿病、肥胖症和高胆固醇血症等也与老年痴呆的高风险有关。因此，对我们来说，在不能改变遗传基因的情况下，健康的生活方式将有利于老年痴呆的预防。

（王涛 仇文颖）

致命的神秘病毒——埃博拉病毒

　　非洲中部古老的大地上有一条叫埃博拉（Ebola）的河流一直在静静地流淌着，沿岸的居民怎么也没有想到会有一场可怕的瘟疫在此爆发，埃博拉这个名字从此闻名于世。1976年9月，扎伊尔（现刚果民主共和国）爆发了一种可怕的传染病。患者最初的表现为高热、肌肉酸痛、头痛欲裂，随后出现呕吐、腹泻、皮疹等症状，之后患者体表和/或体内出血，最终死亡。当时一位参与救治医生的描述说："患者就像在你面前慢慢融化！"这种可怕的传染病迅速席卷了埃博拉河流域的50多个村庄，死亡率高达88%。导致该病的病原体最终被确定，它是一种新型病毒，研究者用当地河流的名字——埃博拉为之命名。

　　随后发现其实在1976年7月苏丹南部也曾爆发过类似的疾病，人们以首发地点分别将这两个病毒命名为扎伊尔埃博拉病毒（Zaire Ebolavirus）和苏丹埃博拉病毒（Sudan Ebolavirus），它们也是非洲大地历年爆发最为频繁的两种埃博拉病毒亚型。从第一次爆发至今，科学家共发现了5种不同亚型的埃博拉病毒，除上述两种以外还有雷斯顿埃博拉病毒（Reston Ebolavirus）、塔伊森林型埃博拉病毒（Taï Forest Ebolavirus）和Bundibugyo亚型病毒，它们对人类的致病能力各不相同。雷斯顿埃博拉病毒是1989年在美国从运自菲律宾的食蟹猴体内被分离到的，幸运的是它不会使人类致病。塔伊森林型是1994年一名瑞士女兽医在科特迪瓦检查因疾病致死的黑猩猩后发病而被发现的，目前仅感染过她一个人，她本人也在治疗后幸运地活了下来。另外三个亚型则有较高的致死率，并且与非洲的埃博拉疫情密切相关。Bundibugyo病毒2007年在乌干达被发现，至今爆发过两次，平均致死率约28%。苏丹埃博拉病毒的致死率为50%左右，而扎伊尔埃博拉病毒的致死率则高达60% ~ 90%。

　　2014年3月埃博拉疫情再次在非洲大地爆发，而引发它的正是致死率最高的扎伊尔埃博拉病毒。疫情在西非迅速蔓延，几内亚、利比里亚和塞拉利昂成为重灾区。到2015年3月中也就是埃博拉疫情暴发一年后，根据世界卫生组织官方网站数据显示，疫情最重的西非3国共报告病例（包括确诊、可能和疑似病例）24666个，死亡10179人，而且仍有新增的感染患者出现。幸运的是，此时埃博拉疫情已经呈现逐渐放缓的趋势。到2015年9月3日，在最后一个实验室确诊病例经过治疗体内埃博拉病毒呈现阴性后42天，利比里亚的埃博拉疫情宣布结束。而截止到2015年10月11日，几内亚、利比里亚和塞拉利昂三国已经连续11周确诊病例少于5人；塞拉利昂连续4周、几内亚连续2周没有新增的确诊病例出现了。据世界卫生组织官方网站的统计数据显示，此次疫情从开始爆发至2015年10月11日，西非三国共报告28454个确诊或疑似病例，其中死亡11297人，这是埃博拉病毒爆发以来规模最大的一次，死亡人数远远超过历次爆发的总和。

那么这个可怕的埃博拉病毒到底是何方神圣呢？埃博拉病毒属于丝状病毒（filoviruse）家族，经过电子显微镜放大数万倍后我们可以看到埃博拉病毒长得像一条细丝线（图3.13），一端弯曲、缠绕后样子有点像我们家里拍打尘土用的梅花形拍子。丝状病毒家族目前只发现了两个成员，另一个成员马尔堡病毒也臭名昭著，它是马尔堡出血热的元凶。2004年曾在非洲的安哥拉爆发，超过300人发病身亡，此次爆发的死亡率高达99%。

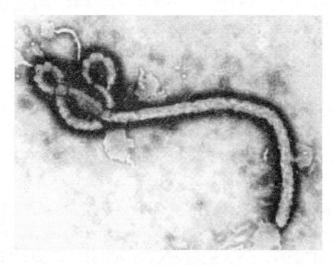

图3.13　埃博拉病毒电镜照片

埃博拉病毒属于丝状病毒，电子显微镜下观察呈细线状

目前认为果蝠是埃博拉病毒的自然宿主。埃博拉病毒一般是通过直接接触在动物与动物之间、动物与人类之间或者人与人之间传播。人类由于接触了果蝠或被感染的灵长类动物（如黑猩猩、大猩猩、猴子等）的体液、分泌物或肉类后发病，之后通过直接或间接接触病患的身体或体液等在人群中传播。非洲当地特殊的丧葬习俗也成了埃博拉病毒的帮凶。患者尸体在埋葬前，内脏必须由女性家属亲手取出；葬礼上亲属还需直接触碰死者的尸体，这些直接接触无疑加速了埃博拉病毒的蔓延。埃博拉病毒进入机体之后，能够解除机体的免疫应答并破坏血管系统，导致埃博拉出血热（Ebola hemorrhagic fever）。最终患者由于血管受损引起的血压下降、休克和多器官衰竭等走向死亡。患者多个器官结构被破坏，脏器出血、体表出血，这就是为什么当初那位大夫会描述"患者就像在你面前慢慢融化"的原因。

不幸中的万幸是，与SARS病毒和流感病毒等通过空气传播的病毒比起来，埃博拉病毒的接触传播这种途径比较容易被阻断。远离传染源、穿戴手套和防护服等就能大大减少被传染的可能。与此同时，世界各国迅速、高效地研发出多个埃博拉病毒的疫苗，并在疫区投入使用，取得良好效果。希望今后能像当初对付天花和脊髓灰质炎那样，通过大规模疫苗的接种，以及有效地宣传、教育，改善当地医疗卫生条件、严密做好疫情监控等多方面的努力，避免埃博拉疫情再次大规模爆发。

同时值得注意的是埃博拉病毒由于传染性强、感染死亡率高、发病急等特有的生物学性质和致病力，被世界卫生组织列为潜在的生物战剂之一。如果在未来被用于战争，则将是人类的一大灾难，应该引起人们的重视和防范。

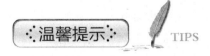

如果你想得到更多的相关信息、资料，可到世界卫生组织官方网站查询：http://www.who.int/csr/disease/ebola/en/。

（钱晓菁）

瘴疠为何物

少时读《古文观止》，王守仁老先生的《瘗（yì，埋葬之意）旅文》是印象最深的文章之一。其情也真切，其景也怆然，读之催人泪下。当读到"夫冲冒霜露，扳援崖壁，行万峰之顶，饥渴劳顿，筋骨疲惫，而又瘴疠侵其外，忧郁攻其中，其能以无死乎？吾固知尔之必死，然不谓若是其速，又不谓尔子尔仆也遽然奄忽也"，方知其死因与可怕的"瘴疠"有关。但当时弄不明白"瘴疠"究竟为何物。

渐长，读《三国演义》，知道诸葛亮为了降服孟获，于蜀建兴三年，即公元225年5月渡泸水，深入不毛之地，结果将士受瘴气侵袭与毒蚊攻击，很少能幸免患"瘴疠之疾"。幸好武侯精通医学，发明了"行军散"，它能"开窍避秽，清暑解毒"，防止瘴气的袭击，并保证了再次将孟获擒获。

后来，研读中医才知瘴疠乃"上岗瘴气"，专指南方林间湿热蒸郁而产生的一种病邪，类似于自然疫源的性质，通常多指疟疾，尤其是恶性疟疾。我国西南一带至今仍将疟疾俗称"瘴气"，或称为"打摆子"。

提起疟疾，大概东北人与西北人不会太在意，因为那里的发病率极低。如果我们在地图上自辽宁沈阳至云南瑞丽划一直线，则线的右上方为非流行区，左下方是流行区。王守仁在《瘗旅文》中所描写的龙场正是在贵州省修文县境内；而泸水则是在川滇交界的雅砻江一带。这些地区今天仍是我国恶性疟疾发病率最高的地区之一。

据世界卫生组织（WHO）估计，全世界每年罹患疟疾的人在1亿以上，其中非洲有9600万例，而儿童与婴儿死于疟疾者高达100万例。我国每年发病人数300多万，主要疟疾区有江苏、山东、河南、安徽、湖北等省，但恶性疟疾以海南岛、云南、贵州、广西等省（区）的部分地区。

如今，疟疾的诊断已不困难。凡在夏秋之季去过流行区，或以往有疟疾史者，甚至有接受输血史者，加上有典型的发作症状，则诊断并不困难。疟疾发作的典型症状多以寒战开始，一般持续15～45分钟，继之高热4～6小时，可达39～41℃，随后大汗，体温下降，回复至无症状的发作间期。上述症状若隔日发作一次，称为间日疟；若隔两日发作一次，称为三日疟。若寒战不明显，热型不规则多为恶性疟疾。由于恶性疟疾发病更急，病情更凶险，或伴有脑神经症状，或伴有严重的胃肠症状，或有肾衰竭，或因过高热型发生谵妄而昏迷，因此死亡率很高。

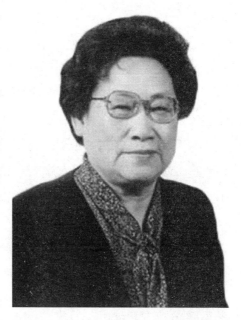

图3.14　2015年诺贝尔生理学或医学奖得主之一屠呦呦

上述表现，虽然可以成为疟疾的诊断依据，但要确诊还须通过血液或骨髓涂片，找到疟原虫。近年来，还可用高特异性的单克隆抗体来确诊。目前，对疟疾的防治已有较好的药物与方法。为控制发作，首先的药物为氯喹，它可杀灭红细胞内期疟原虫；为防止复发，可选用磷酸伯氨喹，它可杀灭肝内红细胞外期疟原虫。对于凶险急性病例的抢救，可用我国学者屠呦呦及其同事研究开发的青蒿素深部肌内注射。青蒿素不但速效、低毒，而且疗效与氯喹相近，对间日疟和恶性疟均有良好的效果。屠呦呦也在2015年获得了诺贝尔生理学或医学奖（图3.14）。另外，疟疾的症状严重，因此对症治疗也很重要，这包括降温、补液以及防止脑水肿、呼吸衰竭和休克等。

不幸的是，尽管在杀灭疟原虫方面我们已经有了有效药物，然而正如佛家所言"道高一尺、魔高一丈"。疟原虫也不断地变异，产生耐药性，且其繁殖力极强，要彻底消灭它实乃不易。因此，作为个人，当你要去瘴疠之地时，切记防止蚊子的叮咬；此外，进行预防性服药也属无奈之中的上策，或许你还可以带点"武侯行军散"，让诸葛神威祝你战胜疟魔。

（章静波）

第3章　疾病由来

神秘的疯牛病

1957年，有两位美国科学家在西部太平洋的巴布亚新几内亚研究那里的部族。他们注意到当地人患有一种称为"库鲁病"（Kuru）或"笑死病"（Laughing death）的疾患。

患者起初关节疼痛，行走困难，头痛，疲乏无力，体重下降，继之发生像"舞蹈"那样的运动，医生们称此表现为"共济失调"。最后患者出现讲话不清、痴呆等。大多数患者于症状发生后一年内死亡。

这种俗称为"库鲁病"的疾患到死是怎样产生的呢？仔细的科学家们发现当地的部落为了祭奠礼仪而纵情于食人肉，尤其是剖开牺者的头颅噬食其脑髓的结果，因此科学家们怀疑这是一种传染病。

尽管科学家们非常努力，多少年来一直未能找出该病的真正元凶。然而他们注意到一个十分明显的线索，即死者的脑子是呈现海绵状的外观，事实上病理检查也发现脑子中存在许多小孔，脑细胞也多空泡化而坏死，还有许多纤维细胞的增生形成斑块。由于这些疾病最早由克鲁滋弗特和亚柯布报道，因此称为克鲁滋弗特-亚柯布病（Creutzfeldt-Jakob disease），也就是目前为人们熟之而简称的CJD。

后来，科学家们发现牛或羊也会因患与CJD相似的疾病而死去。它们的脑也呈现海绵状改变。因此将发生于牛的称为"牛海绵体脑病"（bovine spongiform encphalopathy），简称BSE。但更多的人把它称为"疯牛病"（mad cow disease），因为患牛也会发生如人那样的症状。将羊的类似疾病称为"羊瘙痒症"（scrapie），因为瘙痒是患羊的一个明显的症状。

这些疾病之所以那样神秘，不仅是因为吃人肉以及人畜共患病，更主要地在于它们的传染方式与一般传染病极不相同。一般的传染病多由病毒、细菌或者其他微生物引起。这些致病微生物都含有遗传物质"脱氧核糖核酸"（DNA）或"核糖核酸"（RNA），而且只有当这些遗传物质侵入人或动物的宿主细胞，并在细胞中繁殖，以及在扩散开来，感染更多的宿主细胞，最后引起宿主细胞死亡才导致疾病的形成。

然而疯牛病或CJD的致病因子是什么呢？

美国国立卫生研究院的盖达塞克（Gajdusek）[图3.15（a）]在库鲁病患者的脑组织中观察到大块失去生理功能的淀粉样蛋白。1963年他的研究小组又在以大猩猩为模型的实验中发现，库鲁病的病原体不具有DNA或RNA特性，而可能是蛋白质。这种病原体能够跨域种属界限进行传播。盖达塞克教授因为在"疯牛症"的发病及传播机制方面的研究而获得1976年的诺贝尔生理学或医学奖。

另一位美国科学家普鲁辛纳（Prusiner）[图3.15（b）]花了8年时间，发现致病因子是不含DNA或RNA的蛋白质，他将它命名为"普里安"（Prion），意为"蛋白质的传染颗粒"，这就是我们今天所说的朊病毒。按普鲁辛纳的解释是，"普里安"是一种"病态的"蛋白质，它可以"变形"，而且普鲁辛纳的

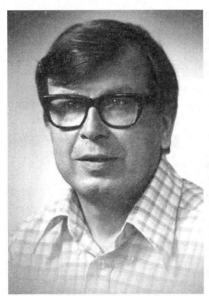 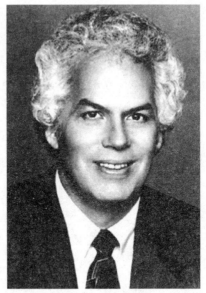

(a)丹尼尔·卡尔顿·盖达塞克　　　　　　　(b)斯坦利·普鲁辛纳
(Daniel Carleton Gajdusek)　　　　　　(Stanley B. Prusiner)

图3.15　与疯牛病研究相关的两位诺贝尔生理学或医学奖得主

（a）1976年诺贝尔医学或生理学奖得主之一盖达塞克，他因在"疯牛症"的发病及传播机制方面的研究而获奖；（b）1997年诺贝尔医学或生理学奖得主之一普鲁辛纳，是他发现并命名了朊病毒

这种假说已在实验室里得到证实,即当将病变的"普里安"与正常的蛋白质放在同一试管中时,正常的蛋白质也变为"病变"的蛋白质。此时氨基酸的组成也发生改变,具体地说是,原本为脯氨酸的变成为亮氨酸。这种蛋白质最终可以导致脑细胞死亡。普鲁辛纳也因为他在生命科学领域中做出开拓性的贡献,发现了一种全新的病原体———朊病毒,而获得1997年诺贝尔生理学或医学奖。

然而,尽管如此,对这一神秘的疾病仍有许多问题没有真正得到解决。这些问题是:① 蛋白质为什么会变形? ②"病态"的蛋白质是如何引起正常蛋白质也变形的? ③ 人的CJD是否由BSE传染的?

只有这些问题得到了确切的回答,人类才能彻底消灭这种令人恐惧的神秘的疾患。

(章静波)

21世纪的"旧宿新仇"

1992年2月14日这一天,在高高的南美洲北部上空,空气稀薄而寒冷。阿根廷航空公司386航班的空中小姐们在大型喷气客机的过道上稳健地走来走去,为366名乘客分发方便食品。飞机是从阿根廷布宜诺斯艾利斯和秘鲁马利飞往洛杉矶的。

正如旅客们经常抱怨的那样,人们总嫌食物太不可口。但是今天的食物多了一些别的东西——某些食物污染了霍乱弧菌。飞机在洛杉矶着陆后的几天里,乘客们已四分五散。不久,发现一名乘客死于急性肠道感染,另74名也病得很重。这就是20世纪美国国内最猛烈的一次霍乱爆发。

"本已熄灭的"烈性传染病的再次爆发使得人们警觉起来,人们不得不承认那种"人类将永远免除对过去大多数瘟疫流行的忧虑"的说法未免太不成熟。

事实上，霍乱绝对不是唯一的死灰复燃的老传染病，它正与疟疾、结核、白喉等汇合成一支逐渐壮大的"瘟疫返乡团"。它们群集后一起伺机向人类扑来。更令人担忧的还有诸如艾滋病、埃博拉病毒、军团菌以及引起疯牛病的蛋白质传染因子（或称为"普里安"、朊病毒）也被纠集在一起，构成新世纪的重大威胁。

那么这些"旧宿""新仇"为什么可以形成如此强大的力量呢？无疑，原因是多方面的，科学家们将这些因素归于以下6大范畴。

（1）国际旅游与商业往来：上述霍乱以及隐藏于货箱中的蚊子所携带的登革热病毒是最好的例子。

（2）人口因素与行为：前者指的是全球空前的拥挤与城市设施的不完善，后者主要是静脉内注射毒品和性观念的松懈。

（3）工业与技术因素：例如空调的使用促进军团病的发生；脂肪提取与加工可能促使疯牛病的蔓延。

（4）经济发展与土地利用：例如扎伊尔森林的砍伐致成"猴痘病"的爆发。

（5）微生物的适应与突变：它们对抗生素等药物已产生了抵抗性。

（6）公共卫生措施的忽视：例如人们一度对免疫接种的忽视已致推行不力。

正由于上述因素给了一度被人类用诸如化学药物等击退的致病微生物以喘息的机会，也正因为此人们对于"瘟神们"是否能再一次易被击溃而抱有疑虑。但是科学家们仍是有信心的，只是提出"任何一种解决办法都需要所有国家的参与"。考虑到上述六大因素中不少是"大势所趋"与社会发展的必然（如商业来往与旅游业的兴起）；有的是人性难以自制的堕落（如吸毒、贩毒）；有的是当事人的急功急利（如森林砍伐，甚至是滥用抗生素）等，看来人类与微生物世界里的敌人的斗争将是无穷期的。

（章静波）

第4章
医学三国

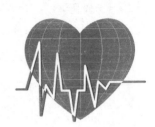

Chapter 04

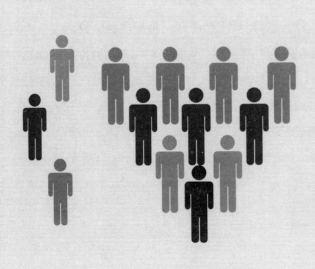

曹操之死与脑瘤

　　曹操在中国，可谓家喻户晓、妇孺皆知。在著名的古典小说《三国演义》中，曹操以狡诈、凶残、忘恩负义著称，难怪戏曲舞台上，曹操的脸谱是满脸涂白，一副奸雄模样。实际上，曹操文韬武略，极具治国理政才能，这是题外话了。

　　建安二十五年（公元220年）正月，曹操因旧病复发，脑袋疼痛不治而亡，享年66岁。

　　曹操的头痛究竟是什么病引起的？这当然是无从考证的千古之谜。不过从《三国演义》的多处描述看，很可能他患有脑肿瘤。

　　脑瘤在众多的肿瘤发病率中，居第11位。虽然脑瘤在儿童中的发病率高，但年长者也不罕见。按病灶起源，脑瘤分为原发性与继发性两大类。曹操除了头痛外，身体向来健壮，东征西伐，别无其他器官的症状与疾病。因此，若是脑瘤，当属原发性颅内肿瘤。

　　由于肿瘤长在颅内，属于颅内占位性病变，因此多引起颅内高压以及局部压迫两大症状。最常见的是头疼，其次便是呕吐，尤其是所谓的"喷射性呕吐"，以及视力障碍等。《三国演义》中并未提及曹操有喷射性呕吐或其他神经压迫症状，但这也不能排除脑瘤的可能性。

　　再说，颅内高压症状的发展也可以有快有慢，这与肿瘤生长速度有关。看来曹操的颅内高压症状属于亚急性的，因为曹操从发病至去世，曾反复多次犯病，并长达三四年之久。正因上述的一些临床表现，一代名医华佗要为他开颅切除肿块治疗。可惜曹操疑心太重，不但不信任华佗，反而疑心华佗蓄意谋杀将华佗杀了。到后来他临终时，才感到追悔莫及。

　　曹操死后葬于高陵（现邺城西）。临死前他立下遗嘱：坟内不得埋葬金玉珠宝。但是其子曹丕一定也不会薄葬。如今曹操墓已被发掘出来了，若是能找

第4章　医学三国

121

到一些曹操的遗骨，哪怕只有颅骨等少量骨骼，也可以用现代先进医学检测技术，包括组织的放射性同位素测定，颅骨的X射线与CT检查、组织的聚合酶链反应，测定其脱氧核糖核酸（简称DNA）改变情况，从中找出有无脑肿瘤的特异性癌基因或抑癌基因改变等，这样或许可以真的将曹操的死因搞个水落石出。笔者愿意说一句多余的话是：上述的一些检查手段，对于疑似患有脑瘤的人来说，也是一个早期诊断的好方法。

（章静波）

刘备之死

——论老年腹泻

蜀章武二年，即公元222年，昭烈帝刘备为报义弟关羽被东吴所害之仇，不听虎威将军赵云以及诸葛丞相的劝谏，执意兴兵伐吴。起初，夺关斩将，势如破竹。蜀兵直逼金陵，但不料战略失误，又遇劲敌陆逊，在彝陵一战，"七百里连营"被烧殆尽，于是退守白帝城，一筹莫展。此时，江东又传来消息，说是孙夫人误听刘备打了败仗死于乱军之中的谣传，在哭祭一番后，跃入滚滚长江自尽了。此时，刘备又悔、又恨、又忧，终日闷闷不乐，病了起来。时值公元223年2月，至4月病情更加沉重，此时他自知病入膏肓，不久于人世，于是请来诸葛亮，在白帝城临终托孤，并立下遗诏。晏驾时，享寿62岁。

刘备遗诏的开头几句是这样写的："朕初得疾，但下痢耳，后转生杂病，殆不自济……"译成白话是："我起初得病，只是腹泻，后来又并发了其他症状，严重起来，便难于治愈了。"可惜的是，无论在《三国志》，或者《三国演义》中，都未详细描述腹泻的性质，有否其他症状等。然而，刘备死于"下痢"给予人们一则警告，即老年人患腹泻绝不可掉以轻心。

腹泻是常见症状之一，引起腹泻的原因很多，可以由肠道感染引起，如细菌性痢疾、阿米巴痢疾、肠结核、霍乱、伤寒以及寄生虫病如血吸虫等；也可以由食物中毒所致，如由沙门氏菌或肉毒杆菌毒素引起的急性胃肠炎及毒蕈或河豚中毒等；也可以由异性蛋白质过敏引起，如某些人食用海鲜鱼虾；甚至喝牛奶都可以引起腹泻。对于老年人，还需要注意胃肠道之外的疾病所引起的腹泻，常见的有神经性腹泻，感冒或肺炎所致的腹泻等。更令人担忧的还有由肠道肿瘤如结肠癌等引起的腹泻。

虽然就当前医疗水平来说，对腹泻的鉴别诊断并不太困难，一般只要详述病史，尤其要弄清伴随症状，进行体检，尤其是腹部检查及肛门指检，再加上粪便检查及细菌培养就可得出结果，必要时还可进行胃肠道X线检查，甚至CT检查等。然而，有时患者症状不太典型，或是腹泻断断续续，时好时坏，或是用药欠妥，症状时隐时现。另外，由于腹泻是太常见的症状，有人往往不予重视，自以为"饮食不当"或"肚子受凉"等引起，以致延误病情，甚至到达难以收拾的地步。例如，结肠直肠癌患者所伴的腹泻，患者如不在意，久之，病至晚期则难治了。由上可见，对于腹泻，尤其是久治难愈的腹泻，切不可掉以轻心，对老年人更是如此，必须进行肛指检查，必要时要做乙状结肠直肠镜检查及X线钡餐摄片，甚至CT诊断。

最后，让我们再来看看刘备的死因：他年逾花甲，长期忧心忡忡，闷闷不乐，加之本次的军旅跋涉，免疫力下降，是易患肿瘤的。他虽说："朕初得疾，但下痢耳。"然而即使就当时的医疗水平看，加之他的"高级保健"，普通腹泻是不足以致其死命的，譬如投以益气化湿、健脾和胃，譬如投以藿香正气丸加味黄连，当可收到很好的效果。再说从发病至死亡甚是迅速，看来"后转生杂病"莫不是癌症转移了，从而出现多种其他症状？当然以上只是笔者推测，所强调者，老年朋友对腹泻绝不可等闲视之为好！要好好检查病因，早期治疗当为上策。

（章静波）

诸葛亮何疾而终

——咯血与呕血之辨

丞相祠堂何处寻，锦官城外柏森森。

映阶碧草自春色，隔叶黄鹂空好音。

三顾频烦天下计，两朝开济老臣心。

出师未捷身先死，长使英雄泪满襟。

这是我国唐代伟大诗人杜甫初到成都凭吊武侯所作的一首七言律诗。诗中除表达了他对三国时的政治家、军事家诸葛亮的无限敬仰之意，也唱出了他对孔明壮志未酬的感慨之情。那么，"出师未捷身先死"的诸葛亮究竟死于什么疾病呢？

一般的史志或辞书中多有这样的描述：蜀汉建兴十二年（公元234年），诸葛亮出师伐魏，据五丈原与魏司马懿对峙于渭水百余日。同年八月病死军中。或者更简单地说是"积劳成疾而殁"。然而积劳成何疾呢？均未有明确说法。据笔者查阅有关资料，大概有两种比较常见的说法：一种是认为他患肺结核而死；另一种是认为他患胃溃疡或胃癌死亡。笔者根据《三国志》《三国演义》《三国故事》等的描述，认为第二种说法比较合乎医学上的推理，其中关键在于呕血与咯血之辨。

事实上，从各种书籍的描述来看，贯穿诸葛亮疾病症状的只有一条主线，即大出血。因此，关键在于诸葛亮的大出血是来自何种器官，具体地说是来自呼吸道还是消化道。笔者之所以不认为是呼吸道，是因为诸葛亮从未有肺部尤其是肺结核的症状，即他没有发热、咳嗽，甚至盗汗等痨瘵症状，而这些症状对于无论是陈寿（《三国志》作者）还是罗贯中（《三国演义》作者）都应该是相当熟悉的。相反地，诸葛亮有较多的消化道症状，如书中描述"诸葛公起得早，睡得晚，胃口不算太好，一天也就吃几升口粮"（蜀使答司马懿）。后来，当诸葛亮得知魏主曹睿及其大将满宠打败东吴，东吴退兵时，长叹一声，昏倒在地。当众将将他救醒后，他自谓曰："吾心昏乱，旧病复发，恐不能生矣。"接着又数次吐血不止。笔者认为，此处的"吾心昏乱，旧病复发"，接着是吐血，皆提示诸葛亮所患疾病为情绪所致的胃溃疡大出血。至建兴十二年秋八月廿三日诸葛亮寿终，享年54岁。这也正是胃溃疡或胃癌的高发年龄，但不是肺结核的高发年龄。

当然，以上只是笔者的推测。诸葛亮若是能活到今天，只要经胃镜、X线、CT、幽门螺杆菌检查便可明确诊断。不过，这里还要强调指出的是，即使在今天，不少人对于呕血与咯血还是不能分辨清楚。因此建议遇到大出血时，要注意其他伴随症状，如有否发热，有否咳嗽、有否盗汗（常与肺结核相伴）；有否胃痛，有否呕吐，有否黑便（常与胃溃疡、胃癌相伴），或是大便潜血阳性。此外，还要注意所出的血中有否泡沫，有无痰液，颜色是否鲜红（常与肺结核相伴）；有否食物残渣，颜色是否暗红或深棕色（常与胃溃疡、胃癌相伴）。如果注意到这些，对于明确诊断，进而采取及时治疗是大有帮助的。

所以说，"出师未捷身先死"，一代名相诸葛亮死于胃溃疡出血的可能性更大。

（章静波）

关云长与乌头

关云长，名羽，河东解州人（今山西运城），是我国人民敬畏的"武曲星"。人们对其勇、其威、其智、其义的赞美，在水淹七军之后达到了无以复加的地步。不料在攻打樊城时，关羽右臂中了曹仁弓弩手一箭，落下马来。

按理说，对于一位久经沙场、身经百战的将军，上臂中箭是无足轻重的事，何以使英雄也翻身落马呢？原来，关云长所中的并非一般的弓弩，而是毒箭，当时虽讲箭头拔出，但"毒已入骨，右臂青肿，不能运动"，当然令坐骑不稳，从马上掉落下来。

正当蜀军进退维谷之际，有人自江东"驾小舟而至"。他方巾阔服、臂挽青囊（当是急救包之类——笔者注），乃名医华佗也。因闻关将军乃天下英雄，特来送药上门。

华佗进账视之后曰："此乃弩箭所伤，其中有乌头之药，已直透入骨，若不早治，此臂无用矣。"于是关云长一边下棋，一边伸出右臂，让华佗下刀，遂割开皮肉，鲜血汨汨，血流盈盆，直至入骨。遂用刀刮之，沙沙有声，以去尽其毒，最后上药，以线缝之。术毕嘱之曰："君侯箭疮虽治，然须爱护，切勿怒气伤触，过百日后，平复如旧矣。"不幸的是陆逊、吕蒙乘虚而入，收回荆州，而此时糜芳等叛变，关羽讨救兵不至，连连败北，悲愤交加，终于败走麦城，亡命于东吴。

关羽之死，主要是战略上的错误（不应放弃联吴）与战术上的大意（荆州空虚），但与"乌头"之毒不无一点关系。那么乌头是何物呢？

按李时珍《本草纲目》记载，乌头属于毒草类。它状如芋婆，其性刚猛，为"剽悍之军"，具"燥散之性"。乌头之中又有毒性更烈者，称之"天雄"，乃缘于其遍体附生有小的芋子之故，而此芋子即为中药附子，其作用及毒性与乌头相似而较弱。乌头分川乌与草乌，川乌出自四川故名；草乌则系野生，其毒性甚于川乌。或许关云长所中之毒为草乌之中的"天雄"，不然何以毒深如此！

据药理学研究，乌头属毛茛科多年生草本植物，含大量的生物碱类。其中主要的是乌头碱。它对垂体-肾上腺皮质系统以及对呼吸中枢有兴奋作用。此物，对局部有麻醉作用。不难想象，若机体内进入过多的乌头碱是可以引起急性中毒的。此时血管扩张，心率加快甚至心律不齐，最后可因心脏与呼吸麻痹而致死亡。

因此，乌头的药用须经炮制，常与甘草一起加工，或者水煮，这样乌头碱便可降解为毒性小得多的乌头次碱及乌头原碱了。正如上述，乌头具燥散之性，有强心的作用，所以中医常用它治疗大吐、大汗、大下之后的休克与虚脱之症，此即为"回阳救逆"之功。此外，对于脾肾虚寒、关节疼痛也有较好的疗效。通常情况下，人们不会因乌头而中毒的。然而万一不慎而误服，不妨取绿豆120克煎服，可以解毒。当然中毒过深应送医院急救，医生多用阿托品注射治疗，以对抗乌头碱的心血管作用。

清光绪年间张秉成所著《本草》即绘附子。其云乌头即附子之母，性猛祛风，天雄乃乌附之长，形单无附，均有毒。

（章静波）

从张飞之死说开去 ⬆

笔者曾从医学角度分析了刘备之死以及关羽之死。正如大家所熟知的，当年刘关张桃园三结义对天盟誓"不求同年同月同日生，只愿同年同月同日死"，足见情深意笃。然而，事实上关云长去世在先，殁于建安二十四年冬十二月，即公元219年，享年58岁。刘备死于章武三年夏，即公元223年，享年62岁。刘备死于老年性腹泻，云长虽然被俘后被人杀害，但与中药乌头中毒不无关系。那么张飞是怎样死的呢？

读过《三国演义》的人会毫不犹豫地说：他是被部将范疆、张达杀害，死于军帐之中的。诚然，这是千真万确的。不过笔者认为张飞之所以被人所杀，还与医学上两个密切相关的因素有关，这就是酗酒与"睡眠呼吸暂停综合征"。

什么是"睡眠呼吸暂停综合征"呢？这是指某些睡觉打鼾者（约占1/4的人），可发生睡眠时呼吸暂停，表现为在鼾声后突然发生憋气而寂静听不到声音。若这一间隙维持在10秒以上，则医生们称之为"阻塞性睡眠呼吸暂停"，假使在一夜长达7小时的睡眠中，这种呼吸暂停的次数超过5次，则在医学上称为"睡眠呼吸暂停综合征"。

"睡眠呼吸暂停综合征"的主要危害在于损伤打鼾者的心肺功能，常可引起高血压、心律失常，甚突发心肌梗死而"猝死"。当然，长期患有"睡眠呼吸暂停综合征"者，由于睡眠质量不佳，多有白天嗜睡、记忆力降低、注意力难以集中，晨起头痛，甚至如张飞那样"神思昏乱、动止恍惚"等症状。

许多因素可以引起或加剧"睡眠呼吸暂停综合征"的发病与进程。其中最常见的，也是颇为危险的因素是酗酒。这是因为酒精对呼吸中枢有抑制作用。另外使气道肌肉松弛，外周血管扩张，从而使气道阻力增加，发生呼吸暂停的次数更频繁，暂停时间更长，低氧状态更严重，对心肺功能的损害更剧烈。此时的鼾声也往往更响，更沉闷，也即人们常形容的"鼾声如雷"。

不幸的是，猛张飞原本睡觉爱打呼噜，睡眠质量欠佳，加之在死前的一段日子里思念二哥云长心情悲愤。事发当天，更是借酒消愁而纵酒无度，大醉于帐中，正是张飞"鼻息如雷"，致使范疆、张达"方敢近前"，手刃其首，令"百万军中取人首级易如反掌"的一代猛将死于小人之手。

张飞死了，这是历史。我们不必再为古人落泪。但笔者要恳切地指出，打呼噜严重者也是一种病，如打呼噜加酗酒，那么发生"睡眠呼吸暂停综合征"的可能性及危害性急剧增加，因此笔者奉劝打鼾严重者须戒酒。长期打鼾而已过中年者应当咨询医生，听取有益的建议，为你，也为你的同屋就寝者。

（章静波）

老黄忠不该太逞强

建安二十四年（即公元219年）秋，刘备自立为汉中王。于是登基、立太子、拜军师……并封关羽、张飞、赵云、马超、黄忠为"五虎大将"，其中黄忠排名最末。但是尽管如此，当云长（当时他在荆州）得知黄忠与其并列勃然大怒曰："黄忠何等人，敢与吾同列，大丈夫终不与老卒为伍"，足见云长对他的蔑视。

其实，就其忠、其勇、其义、其武来说，黄忠并不逊于云长。想当年与云长初战长沙，"斗一百余回不分胜败"，不料第二天再战，战马失前，险失性命；幸亏云长义气，不乘人之危挥刀斩杀。到了第三日黄忠本来有把握射杀关羽，但为报前日不杀之恩，只射落其盔缨，足见其深明大义。待到魏延反了韩玄，他感于先主的真诚，礼贤下士，才被迫降了刘备。之后他也不断为蜀国立下不少大小战功，直至年逾七旬仍随刘备伐吴。但刘备一方面为照顾他身体，一般不让他出战；另一方面的确多起用年轻将领，甚至一次竟说出黄忠"老者无用"的话来。不料此话传到黄忠的耳内，他不服气地说："吾自长沙跟天子（刘备）到今，多负勤劳。今虽七旬有余，尚食肉十斤，臂开二石之弓，能乘千里之马，未足为老。昨日主上言吾等老迈无用，故来此与东吴交锋，看吾斩将，老也不老！"

不巧，此时正值东吴先锋潘璋前来索战。老黄忠不听劝阻，而且不要他人协助，横刀立马，先是斩了东吴部将史迹，后又力克潘璋。不料第二天潘璋用伏兵之计，将黄忠诱入重围；黄忠在四方应敌的情况下肩窝中箭。幸亏此时云长之子关兴、张飞之子张苞及时赶到才将黄忠救出。

无奈黄忠"年老血衰，箭疮痛裂，病甚沉重"。待到刘备来看他，他仍豪迈而悲壮地说："臣乃一武夫耳，幸遇陛下，臣今年七十有五，寿亦足矣。望陛下善保龙体，以图中原。"言讫，不省人事，是夜殒于御营。

按当时医学科学分析，"年老血衰"当是血液循环系统以及呼吸系统的功能已经衰退了，肌肉与关节的反应性也必然下降。在这种情况下是很难应付如打仗这样剧烈的运动的。当众多的弓箭射来时必难灵活地拨落与躲避。另外，中箭之后由于血液供应较差，抵抗力低下，伤口难免不易愈合，甚至发生感染。这也就是"箭疮痛裂"的原因所在以及最后的死亡原因。

老黄忠的一生是壮烈的，有一首诗的最后两句是这样写的，"临亡头似雪，犹自显英雄"。其实，从保健的角度看，老黄忠应该知道"自己爱护自己"，到了一定年纪可以当当"顾问"，出出主意即可，正所谓"年迈不可太逞强，该歇手时便歇手"。

（章静波）

姜维胆大如斗析

　　姜维，字伯约，天水冀县人（今甘肃甘谷）。自幼博览群书，兵法武艺无所不通。年少即为魏将。在诸葛亮北伐攻打天水时，识破武侯调虎离山乘虚取城之计，击败赵云而初露锋芒，令孔明刮目相看。于是孔明利用姜维"奉母圣孝"的品行，设计收降了姜维，认为"自出茅庐以来，遍求贤者，欲传授平生之学，恨其未得其人。今遇伯约，吾愿足矣。"可见姜维是难得的人才。

　　姜维归蜀后，深得重用，直到封为征西将军。至武侯病故，他独揽军权。正当他雄心勃勃，要实现武侯未竟之志时，无奈蜀主刘禅沉溺于酒色，信用宦官黄皓而疏远姜维，蜀国大势已去。待到姜维最后不得不孤注一掷，假与钟会联盟，拟乘机再度恢复蜀汉时，不料在关键时刻"忽然一阵心疼，昏倒在地，左右扶起，半晌方苏"，只能眼看钟会兵败，自己也只好仰天大叫曰"吾计不成，乃天命也"，遂自刎而死。此时残酷的魏兵为泄心头之恨还将姜维剖腹碎尸，发现其"胆如斗大"（见《世语》）。诚然，蜀国的灭亡是势所必然，但是若是姜维不在紧要时刻犯病，或许蜀汉的复兴也不是没有一线希望。那么，姜维到底患的是什么病呢？为什么在关键时刻发作呢？我们不妨从"胆如斗大"分析。

　　原来我们人类的肝脏居于右上腹，在肝脏的下方前缘有一个梨形囊状结构，此即为胆囊（图4.2），也就是我们俗称的"胆"。它的容量有30～50毫升，是浓缩与储存胆汁的器官。胆汁是由肝细胞分泌而流至胆囊的流体，黄绿色，味苦，有帮助消化脂肪的功能。

　　我们人体胆囊最易患的疾病是胆囊炎与胆石症，两者往往合并存在，但也有只因细菌感染引起炎症而无胆石症者。患者会突然右上腹剧痛，或阵发性绞痛，可放射至肩胛骨。如胆囊有积脓，医生检查右上腹时，可触及肿大的胆囊，有时由于疼痛，患者往往会停止吸气，医生称此为"墨菲症"阳性（Murphy）。若有结石存在，可行B超检查，一般都可看得一清二楚。对于胆

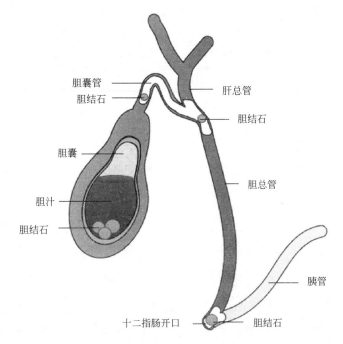

胆囊管
胆结石
胆囊
胆汁
胆结石
肝总管
胆结石
胆总管
胰管
十二指肠开口
胆结石

图4.2　胆囊、胆管和胆结石示意

　　胆囊为梨状结构，肝脏分泌的胆汁通过肝总管流入其内，并在此浓缩。进食时尤其进食脂肪含量较高的食物时，胆囊收缩，促进胆汁进入胆总管；胆总管开口于十二指肠，胆汁通过这个开口进入小肠，参与消化。由于一些原因胆囊内会出现胆结石，当胆结石进入并堵塞在胆囊管、胆总管或十二指肠开口时，会造成胆囊膨大、"胆大如斗"

囊炎的治疗，医生们一般皆先用抗生素控制感染，以及用胃肠减压及解痉药来缓解症状，待到病情缓解后进一步查明病因及疾病程度，有针对性地选用手术治疗。

　　姜维的疾病是与胆囊炎十分符合的。首先他"胆大如斗"，或"其胆大于鸡卵"（《三国演义》），看来其容积至少有70 ～ 100毫升。提示或许有胆囊积液甚至积脓。此外，他心疼不止一次地发作，说不定合并有胆石症。在劳累、紧张甚至所谓的"应激"情况下引起胆囊炎急性发作或是结石阻塞了胆总管。在这种情况下，纵使有拔山之力也是使不出来的。其实，姜维临亡之感叹"吾计不成，乃天命也"，看来应改成"吾计不成，乃胆囊炎之祸也"。由此看来，胆囊炎与胆结石绝对不可轻视，要及时治疗为好。

（章静波）

周瑜夭亡论猝死

大江东去，浪淘尽，千古风流人物。故垒西边，人道是，三国周郎赤壁。乱石穿空，惊涛拍岸，卷起千堆雪。江山如画，一时多少豪杰。

遥想公瑾当年，小乔初嫁了，雄姿英发。羽扇纶巾，谈笑间，樯橹灰飞烟灭。故国神游，多情应笑我，早生华发。人生如梦，一尊还酹江月。

上面是一首家喻户晓的宋词《赤壁怀古》，乃是北宋杰出文学家苏东坡游览赤壁，有感而作。词的后片，将周郎风流倜傥，雄才大略，描写得有声有色，跃然纸上。不幸的是正当周郎应为灭魏兴吴建立更大功勋时，却"英年早逝"，撒手人寰。不用说当年吴国上下一派哀鸣，就连当今《三国演义》的读者，或是电视剧观众也会感叹唏嘘。于是周瑜部将皆欲杀孔明，认为周瑜是被诸葛亮"气死的"。直到孔明伏地大哭，泪如泉涌，哀恸不已，鲁肃及众将才改变看法，认为"乃公瑾量窄，自取死耳"。

那么周瑜为什么英年早逝呢？为何"三气"而亡呢？为何死得如此之速呢？

现在让我们简单介绍一下猝死的定义，以及常见病因。医学上称突然死亡为"猝死"。到目前为止，多数医学家认为猝死应指的是那些自然发生、出乎意料的突然死亡。按照世界卫生组织规定发病6小时内死亡者称为猝死，但多数医学家则坚持1小时内死亡者才归入猝死之列。

引起猝死的原因可以多种多样，但最常见的要数心脏病，尤其是冠心病。猝死常发生于冬季，患者年龄多数不大，即正处于"雄姿英发"的中年。由于患者突然死亡，因此很难了解死亡前有无先兆症状，而且即使有先兆症状也往往是非特异性的，甚至很轻，难以被人察觉从而未引起警惕。或许读者还听说过，一个平素颇为"健康"的人，夜晚死于睡眠之中，翌晨才被他人无意中发现。目前大多数医学家认为造成猝死的病理学基础是动脉粥样硬化，由于某种病因发生了冠状动脉痉挛或微循环栓塞，最终导致心肌急性缺血、心律失常，尤其是心室颤动，甚至心脏破裂。于是人便会瞬息离世。

由上可见，猝死可能随时随地发生，因此有点防不胜防，尤其对于那些所谓的"隐匿性冠心病"，平时患者没有症状表现，更会被忽视。笔者在这里只能强调的是：中年朋友们，为了您的健康，应定期到医院作体格检查，因为虽然平时没有心脏病症状，但心电图往往会显示出你有心肌缺血的表现。至于已知自己常有"心口不适"，甚至"胸闷"、"心悸"者，更要提高警惕。"小车不倒只管推"曾经是一句豪言壮语，但从保健，防止"猝死"的观点看是不可取的。

最后，让我们再回到周郎身上。周瑜出身士族，少年得志，24岁便当上了大都督（相当于当今的国防部长或是国家军委主席），火烧赤壁为东吴立下赫赫战功，奠定了三足鼎立之势。可惜气量狭窄，临终前仍仰面长叹曰"既生瑜，何生亮！"时年36岁，正是猝死好发年龄段。若是他能如曹阿瞒那样，胜不骄，败不馁；宽宏以待人，高志而雅量，说不定他不会因"怒气填胸"，而诱发"猝死"，英年早逝的。

（章静波）

吕蒙之死谈卒中

吕蒙，字子明，三国汝南（今安徽阜南附近）人，乃东吴大将。为夺取荆州，与陆逊合谋先用骄兵之计麻痹关羽，令其抽调主力北攻樊城，陷荆州为空城，接着采用"白衣渡江"之策，偷袭烽火台，使关羽失去与荆州的联络，于是一举拿下荆州，最后又出奇兵，俘获云长父子于麦城北之山间小道。至此吕蒙为孙权实现了多年的夙愿——夺回荆州与杀死关羽。

孙权为此大摆宴席，在庆功会上嘉奖吕蒙，还亲自为吕蒙把盏，但吕蒙却拿不稳酒杯，哆哆嗦嗦地把酒漾了一地。正当他欲饮时，"忽然掷杯于地，身体也慢慢地倒了下去，两眼直勾勾的，下巴抖着，不省人事了"（林达先生语，见《三国故事》）。后虽经医官诊治，终于命归黄泉。

吕蒙为何死得如此快呢（医学上称猝死），小说中都说此乃关云长"阴魂不散，前来索命"之故，这当然只是故事而已。从医学分析，吕蒙是因脑血管

第4章 医学三国

133

意外（又名卒中）身亡的。

据《三国志》记载，吕蒙出身寒微，从小未曾读过多少书，因此鲁肃曾一度讥讽他。之后吕蒙奋发图强，"学识英博"，终于令鲁肃也对他肃然起敬并赞扬说"非复吴下阿蒙"了。看来，吕蒙虽是猝死，却是疾病隐伏已久了，他或许早已是高血压了。其因一是长期的战马生涯，生活过于紧张，二是吕蒙生性好强，过于刻苦学习，于是血压自然偏高。当然随着夜袭烽火台、巧取荆州、擒获关羽等接二连三的胜利，更使他兴奋不已，使血压骤然升高。其实至此他已经感到不适，因此当孙权开庆功会时，他曾说"有病不能来"，但孙权还是将他接来了，并且让他坐在自己身边，此时吕蒙的诚惶诚恐，必然促使血压时起时伏，随着几杯烈酒下肚，犹如风助火势，脑血管再也不能承受过高的血压了，于是破裂，导致卒中。此时吕蒙年届42岁，也正是卒中的好发年龄。

诚然，以上只是笔者的逻辑分析，吕蒙是否真因卒中而死只有天晓得。不过笔者于此愿敬告读者的是，应以范文正公名言为戒"不以物喜，不以己悲"，成败荣辱不必过分耿耿于怀，这至少对有卒中情绪的人是至上的养身之道呢！

（章静波）

诸葛亮为何能骂死王朗

蜀建兴五年春，即公元227年，诸葛亮呈出师表（即前出师表）后，再次北伐。大军浩浩荡荡，先后攻克天水等三城，并智收魏将姜维，于是威声大震，所向披靡，一直打到岐山。11月兵临渭水之西，直接威胁着曹魏政权。魏主曹睿紧急召集群臣，商议退蜀之计。司徒（相当于丞相）王朗出奏，建议委用曹真为大都督，并自告奋勇，愿随军出战。曹睿便拜王朗为军师，辅助大都督曹真一起带兵御蜀。

当诸葛亮得知出来迎战者有军师王朗，一阵暗喜。心想不是自来找死吗？王朗那时已有76岁高龄，虽然精神尚可，但毕竟已属耄耋之年，岂能经受如此紧张而劳累的军旅生活呢？再说王朗虽平民出身，也数经磨难，但总体是官运亨通，刚愎自用，盛气凌人。于是诸葛亮早有成竹在胸，拟就对付王朗的办法。

两军对垒，诸葛亮不慌不忙坐车而去。先是听王朗一番趾高气扬地劝降演说，接着诸葛亮开始痛斥王朗"助逆为贼，同谋篡位"，骂他"罪恶深重，天地不容"，并讥讽他"谄谀之臣，只可潜身缩首，苟图衣食"，"怎么还敢抛头露面与我对抗"，"我不杀死你这皓首匹夫，苍髯老贼，行将就木之人，你快跑，叫你的部下来与我一决雌雄"。

一人之下，万人之上的司徒，一向不可一世，岂能忍受如此的奚落与谩骂。因此在听了诸葛亮一番羞辱之言，竟"气满胸膛，大叫一声，撞死于马下"。

从医学角度说，王朗之死是有其病理基础的。他年近八旬，必当有动脉粥样硬化（尤其是冠状动脉或脑动脉粥样硬化）了，加上军务繁忙与劳累，血压必将时起时伏，致使左心室负荷明显加重，因此在大怒之后，尤其是正值早春，血管承受不了情绪与气候带来的血压剧变，诱发了急性心肌梗死或脑卒中。

《黄帝内经·素问·举痛论》有云："百病生于气也，怒则气上……"意思是说恼怒太过，可激发气行逆上，尤其是时值三月，属春，春主肝，极易肝气逆上，挟血上升，导致卒然晕厥，这大概也就是王朗的病机了。

王朗是否真的被诸葛亮骂死，当然不可考，这只是小说而已。王朗为魏，武侯为蜀，谁是谁非也很难评说。只从保健角度看，人至老年，应心平气和，切不可大喜大怒，以招致心脑血管或心脏的意外。

（章静波）

司马师目下黑瘤今析

在《三国演义》中，于沙场上可与诸葛亮决一雌雄者寥寥无几。魏王曹操运筹帷幄，也未能阻挡武侯辅助刘备夺取四川，建立蜀汉政权。唯一能与诸葛亮周旋的是司马懿，他不但阻止了蜀军北伐，而且最终促成武侯魂归定军山。

这固然是司马懿的雄才大略，但在很大程度上得力于他的两个儿子，长子司马师、次子司马昭的骁勇善战。

正当司马家族一步步攫取曹氏政权之计，不料司马师被病魔夺走了性命。司马师所患何疾，致使这位"圆面大耳、方口厚唇"、久战疆场的骁将未能登上大晋皇帝宝座呢?《三国演义》中是这样描述的：司马师"左目下生个黑瘤，瘤上有数十根黑毛"。随着疾病的发展，司马师感到此瘤"不时痛痒"，于是他"命医官割之，以药封闭"。然而，病灶不时出血，直到最后"目痛不止，眼睛迸出而死"。

以现代医学观点，对这并不详尽的"病历"资料进行分析，可大致认为这是一则典型的从良性色素痣发展为恶性黑色素瘤的病例。

痣的种类很多，主要分色素痣、蓝痣和疣状痣3种。其中只有色素痣与恶性黑素瘤关系密切。色素痣可发生于身体任何部分，它又可分为交界痣、皮内痣和混合痣三种。恶性黑素瘤大多是从交界痣演变而来的。痣如果常受下列因素刺激便有可能发展成为恶性黑色瘤：① 接受强光的照射，尤其是紫外线，据统计2/3的恶性黑色素瘤由紫外线所诱发；② 长期摩擦、创伤；③ 绝经前受到激素影响；④ 继发病毒感染或免疫功能下降。

一旦良性的痣有下列改变时，人们必须警惕：① 生长速度突然加快，短时间内明显增大；② 颜色较以前明显加深；③ 痣的表面有结痂、出血、破溃、感染等；④ 出现疼痛、瘙痒的感觉；⑤ 痣体上原有的毛发脱落；⑥ 痣四周或中间发生较硬的小结节，或四周出现微小的卫星样色素斑点；⑦ 痣周围的皮肤出现黑色的小点或放射状黑线或黑色圈；⑧ 痣的边缘光滑清楚，突然向四周扩展，边缘变得不规则，与正常皮肤分界不清，或四周发生红晕。如有上述变化时，无疑应立即去医院诊治。

司马师的黑瘤上有毛，从医学角度上说原有"分化良好"的良性痣，不幸的是长在左目下，洗脸时难免天天摩擦，他久经沙场，无疑要受强烈的风吹日晒，于是发生恶变。后来，加上治疗不当，促使瘤细胞转移至眼眶，致使"目痛不止，眼睛迸出而死"。其实，只要稍有痣与恶性黑色素瘤关系的知识，恶变的悲剧还是可以想法避免的。

（章静波）

附录

诺贝尔生理学或医学奖简介（2009—2016）

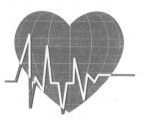

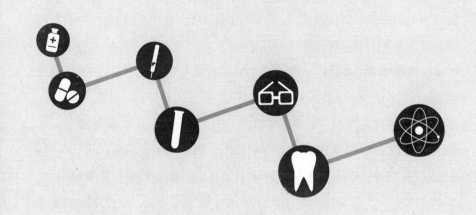

国际盛名的诺贝尔奖（The Nobel Prize）近几年因中国本土作家莫言和药物学家屠呦呦的先后获奖而在国人中再次掀起新热情。诺贝尔奖是以瑞典著名的化学家、硝化甘油炸药的发明人阿尔弗雷德·贝恩哈德·诺贝尔（Alfred Bernhard Nobel）的部分遗产作为基金在1900年创立的，在科学领域设立有物理学奖、化学奖、生理学或医学奖，授予在这些领域为人类做出卓著贡献的人。诺贝尔奖于1901年首次颁发，此后每年评选一次，10月初公布获奖者名单。每年12月10日（诺贝尔逝世纪念日）在瑞典首都斯德哥尔摩举行科学领域奖和文学奖颁奖仪式，瑞典国王及王后出席并授奖。颁奖仪式隆重而简朴，男士必须穿燕尾服或民族服装，女士要穿庄重的晚礼服。装饰仪式台的鲜花都是从意大利小镇圣莫雷（诺贝尔逝世的地方）空运而来。

诺贝尔生理学或医学奖（The Nobel Prize in Physiology or Medicine）授予在生理学或医学领域做出重大贡献的科学家，每年由瑞典卡罗琳医学院（Karolinska Institute）的诺贝尔委员会评定，从1901年到2016年，共颁发过107次，先后授予了211位科学家。

染色体的保护神：端粒和端粒酶——2009年诺贝尔生理学或医学奖

2009年诺贝尔生理学或医学奖由3位美国科学家：伊丽莎白·布莱克本（Elizabeth H. Blackburn）、卡萝尔·格雷德（Carol W. Greider）和杰克·绍斯塔克（Jack W. Szostak）共同获得。他们的发现解答了生物学上的一个重大问题，即染色体在细胞分裂时是如何以完整的形式自我复制的，以及它们是如何受到保护而免于降解的。3位科学家揭示了其答案就在染色体的末端——端粒，以及形成端粒的酶——端粒酶。

就像世界上没有完全相同的两片树叶一样，我们每个人也都是独一无二的，而决定个体独特性的是我们身体中的基因。携带基因的DNA（脱氧核糖核酸）被包裹在细胞核的染色体中，人体中的每个细胞都含有一整套染色体。在染色体的末端有一个像帽子一样的特殊结构，这就是端粒。它是细胞内染色体末端的"保护帽"，能够保护染色体免受损害。

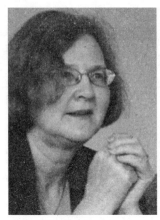
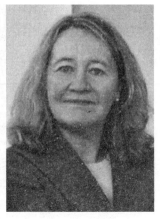
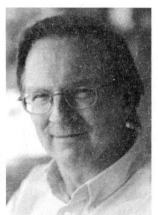

伊丽莎白·布莱克本　　　　卡萝尔·格雷德　　　　杰克·绍斯塔克

1982年，伊丽莎白·布莱克本应用DNA测序技术揭示了端粒是由短的重复DNA片段组成的。随后，她和杰克·绍斯塔克发现，单细胞生物四膜虫的端粒可以保护其自身DNA分子，也可以保护种属相隔很远的酵母微染色体。端粒的保护作用在进化上具有如此巨大跨度的保守性，提示这是一种非常基本的生物机制在起作用。1984年，伊丽莎白与卡萝尔·格雷德又发现了端粒酶，端粒酶含有端粒DNA的特征性序列，能够复制完整长度的染色体，而不会遗漏其最末端部分，使端粒的长度和结构得以稳定。

端粒和端粒酶功能异常与多种疾病相关。如果端粒变短，细胞就走向衰老。反之，如果端粒酶的活性高，端粒的长度就可以得到保持，细胞的老化则被延缓。"永生的"癌细胞就是一个例子，它们常具有很高的端粒酶活性。因此推测，抑制端粒酶可能是治疗癌症的一个新方法。端粒酶缺陷还会引起某些遗传性皮肤病、肺病和先天性再生障碍性贫血。

不育症的福音：体外受精和试管婴儿——2010年诺贝尔生理学或医学奖

2010年诺贝尔生理学或医学奖授予了英国生理学家罗伯特·爱德华兹（Robert G. Edwards），以表彰他在体外受精领域做出的开创性贡献。这是诺贝尔奖在历史上第一次授予生殖医学领域。

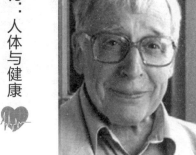
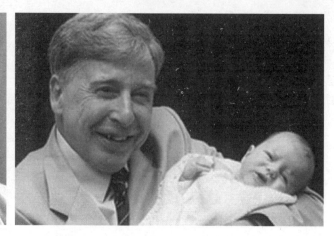

罗伯特·爱德华兹　　　　　　罗伯特·爱德华兹与一个试管婴儿

一个新生命的诞生始于卵子与精子结合形成受精卵。然而，对于一部分人来说，由于生理上或心理上的因素，精子无法与卵子正常结合，导致不育症。全世界有超过10%的夫妇为不育症所困扰。有相当长一段时间医学上对不育症一直治疗乏术，直到体外受精技术的问世，对不育症的治疗才取得了巨大的突破。

体外受精技术是针对精子和卵子不能在体内结合的一种治疗方法，是指从母体内取出卵子，与精子一起在体外器皿中培养，待卵子受精并发育形成早期胚胎时，再植回到母体子宫内着床、发育成胎儿直至分娩的技术，又称为试管婴儿技术。

1969年，罗伯特·爱德华兹首次成功地使人卵细胞在试管中实现受精。他后来又借助腹腔镜技术直接从女性的卵巢中将发育成熟的卵细胞安全取出，大大提高了体外受精的成功率。1978年，婚后9年未育的莱斯莉·布朗（Lesley Brown）和约翰·布朗（John Brown）成为尝试体外受精的第一对夫妇。当受精卵发育成8个细胞的胚胎时，被放回到莱斯莉体内。经过足月妊娠和剖腹产，1978年7月25日，世界上第一个试管婴儿路易丝·布朗（Louise Brown）健康地出生了。她的出生震动了全世界。由此，罗伯特·爱德华兹的体外受精设想成为现实，并开创了医学的一个新时代。他因此被誉为"试管婴儿之父"。

试管婴儿技术是一种安全有效的方法，20%~30%的体外受精卵最终能发育为健康的婴儿。长期跟踪研究表明，通过体外受精技术出生的孩子与自然受孕的孩子一样健康。至今，全球已有400多万人通过体外受精技术出生，他们中的许多人，包括第一个试管婴儿路易丝·布朗已经通过自然受孕方式拥有了自己的下一代，这是体外受精技术安全和成功的最好证明。

机体健康的卫士：免疫系统的激活——2011年诺贝尔生理学或医学奖

2011年诺贝尔生理学或医学奖授予了3位科学家：法国的朱尔斯·霍夫曼（Jules A. Hoffmann）、美国的布鲁斯·博伊特勒（Bruce A. Beutler）和加拿大的拉尔夫·斯坦曼（Ralph M. Steinman）。他们的发现揭示了免疫系统激活的关键原理，使人们对免疫系统的认识发生了革命性的改变，为人类预防和治疗感染性疾病及癌症开辟了新方向。

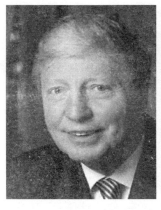 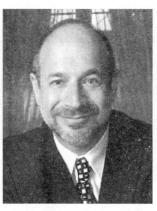 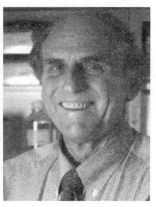

朱尔斯·霍夫曼　　　　　布鲁斯·博伊特勒　　　　　拉尔夫·斯坦曼

免疫系统是人体和动物的健康防线，用以抵御细菌和其他微生物的侵袭。人体免疫反应分为先天性免疫和获得性/适应性免疫两类。在致病微生物入侵时，机体首先凭借第一道防线——先天性免疫识别并清除异物，这是非特异性的。一旦微生物通过第一道防线后，机体的第二道防线——获得性免疫将产生特异性抗体及杀伤性免疫T细胞，从而彻底清除被微生物感染的细胞。此外，获得性免疫还具有免疫记忆能力，在机体再次遭受相同的微生物侵袭时，可快速启动免疫反应。

朱尔斯·霍夫曼和布鲁斯·博伊特勒分别在果蝇和小鼠中首先发现了先天性免疫系统的受体蛋白（Toll样受体），这些蛋白能够识别入侵的微生物并激活先天性免疫，从而启动机体免疫应答的第一步。科学家们随后在人类和小鼠中鉴定出十几种不同的Toll样受体，每一种均能识别微生物中普遍存在的某些特定种类的分子。拉尔夫·斯坦曼则揭示了机体的第二道防线——获得性免疫是如何被激活的，他发现了免疫系统中的树突细胞，它具有独特的激活并调节获得性免疫的能力，促使免疫反应进入下一阶段并将微生物清除出机体，构成免疫应答的后续步骤。凭借这个杰出贡献，拉尔夫·斯坦曼获得了多个科学奖项，并最终问鼎2011年诺贝尔奖。令人遗憾的是，拉尔夫·斯坦曼于诺贝尔奖公布的前3天因胰腺癌去世。此前他已跟癌症奋战了4年，正是基于自己的研究成果所设计的免疫治疗方案使得他的生命得以延长。

这3位科学家的发现为人类深入了解免疫系统及相关疾病作出了巨大贡献，对于开发新型治疗性疫苗以及增强疫苗作用至关重要，许多基于免疫系统树突细胞的原则正运用到新型治疗性疫苗/药物的研发中，旨在调动人体免疫系统对感染或肿瘤发起攻击。基于他们研究成果的肝炎治疗疫苗即将问世，现在正处于广泛临床试验阶段。

细胞命运的逆转：成熟细胞逆转为多能干细胞——2012年诺贝尔生理学或医学奖

2012年诺贝尔生理学或医学奖授予了两位科学家：英国发育生物学家约翰·戈登爵士（Sir John B. Gurdon）和日本科学家山中伸弥（Shinya Yamanaka），他们的杰出贡献是发现了成熟细胞可被重编程为能发育成机体所有组织的多能性干细胞。这一发现彻底颠覆了人们对细胞和生物体发育的认识，并开创了从基础研究到临床应用的一个全新视角。

我们所有人都是从一个受精卵发育而来的。受精后第1天的胚胎由未成熟细胞组成，它们每一个都具有发育为成体中所有细胞类型的能力，这一类细胞被称为多能干细胞。随着胚胎的进一步发育，它们逐渐分化成熟为神经细胞、

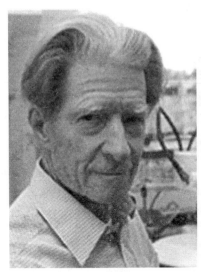
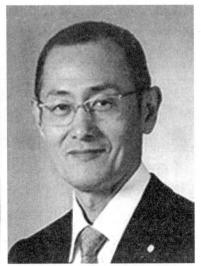

约翰·戈登爵士   山中伸弥

肌肉细胞、肝细胞以及其他各种细胞，这些特化细胞在机体内分别执行特定的功能。以前人们曾认为，从不成熟细胞到特化成熟细胞的过程是单向的、不可逆的，细胞在成熟过程中发生了改变，不可能重新回到未成熟的多能干细胞阶段。

约翰·戈登1962年的研究结果开创性地打破了人们的传统认知，他首次证实已分化成熟的细胞可以通过核移植逆转到未分化状态，改变命运。戈登将一个成熟的蝌蚪小肠细胞的细胞核移植到另一个除去细胞核的未成熟的青蛙卵细胞中，这个被改造过的卵细胞最终发育为一只功能完整的蝌蚪。这一实验证明，分化成熟的体细胞的细胞核具有回转到多能状态并重新发育的潜能。约翰·戈登的这一里程碑式的发现具有划时代的意义，从此引发了该领域的研究热潮，体细胞核移植技术飞速发展，并最终开始了对哺乳动物克隆的研究，其中最为人们熟知的是英国罗斯林研究所Ian Wilmut教授1997年培育出的克隆羊"Dolly"。

40多年后，山中伸弥在多能性干细胞领域取得了另一项重大突破。他发现小鼠完整的成熟分化细胞可以被重编程为未成熟的多能干细胞，而令人惊讶的是，这个逆转过程不需要进行核移植，而仅仅向完整细胞内导入4个基因就可以做到。这种多能干细胞被命名为诱导多能干细胞（iPS细胞）。iPS细胞能够发育成多种成熟细胞类型，如成纤维细胞、神经细胞和肠细胞等。山中伸弥关于iPS细胞的工作2006年一经发表就立即被视作一个重大的突破，并开启了一个全新的研究领域。iPS技术现在已经在全世界无数的实验室中广泛应用，小鼠、人等不同物种的iPS细胞也相继成功获得。

这两项开创性的发现开启了干细胞治疗及体外器官培养的新方向。目前已从患者身上获得多种疾病来源的iPS细胞，在实验室中对它们进行诱导分化，以鉴定它们与健康人的细胞有何差异，或进行药物耐药性或毒性的检测和评价。这些细胞为人们了解疾病机制提供了无价的工具，从而为开发临床治疗方法提供了新机会。基于iPS细胞的细胞替代疗法有可能应用于帕金森病、1型糖尿病等退行性疾病，以替换受损或缺失的细胞，也可用于自体细胞移植，避免异体移植产生的排异反应。尽管多能干细胞治疗呈现出了令人兴奋和充满希望的前景，不过干细胞治疗目前还处于实验室研究阶段，这一领域面临的挑战和问题依然很多，诸如iPS细胞在体内能否长期存活、有无功能、甚至会否致瘤、究竟注入多少细胞才合适等等，因此离应用于人体治疗还有很长的路要走。

精确调度的交通：细胞内囊泡运输系统——2013年诺贝尔生理学或医学奖

2013年诺贝尔生理学或医学奖授予了3位科学家：美国细胞生物学家詹姆斯·罗斯曼（James E. Rothman）、兰迪·谢克曼（Randy W. Schekman）以及德国生物化学家托马斯·聚德霍夫（Thomas C. Südhof），以表彰他们破解细胞内囊泡运输系统及其调节机制的奥秘。

生物体内每个细胞都是一个生产和输出分子的"工厂"，就像一个大型而繁忙的港口必须有一套系统来确保正确的货物在正确的时间被输送到正确的目的地一样，细胞也面临同样的问题。细胞内有各种复杂而空间隔开的细胞器，核糖体合成的各种蛋白质（如激素、神经递质、细胞因子以及酶等）需要在正确的时间被精确地运输到细胞内的不同位置或细胞外。在此过程中，时间和地点的准确性极其关键。分子在细胞间的运输是以囊泡的形式进行的，它们将细

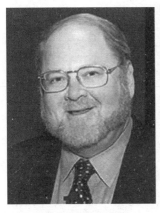
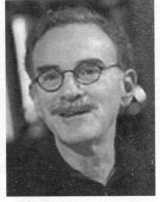
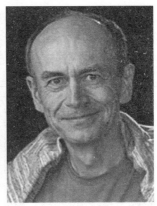

詹姆斯·罗斯曼　　　　　　兰迪·谢克曼　　　　　　托马斯·聚德霍夫

胞合成的各种功能分子包裹其中，通过膜融合，实现分子在细胞器之间的运输或释放到细胞外。这一运输机制至关重要，因为被释放的分子将会引发重要的生命活动，如神经递质可触发神经系统的反应，激素可调控新陈代谢。

兰迪·谢克曼发现了一系列与囊泡运输有关的基因，詹姆斯·罗斯曼阐明了囊泡与其目标靶膜相融合从而传递分子的蛋白质机制，托马斯·聚德霍夫揭示了信号如何指导囊泡精准地释放所携带的分子。他们的重大发现给人们展示了一个极其精确调控的细胞内分子运输和释放系统。这一运输系统对于体内涉及囊泡融合调控的多种生理过程，从大脑的信号传递到激素和免疫细胞因子的释放，都是至关重要的。如果没有这个绝妙精确的调控机制，细胞将陷于紊乱。人类的许多代谢缺陷疾病与囊泡运输缺陷有关，如一些神经系统疾病、糖尿病或免疫系统疾病。著名物理学家霍金罹患的肌萎缩侧索硬化症被很多科学家认为是神经细胞的囊泡运输机制出现异常所导致的。他们的研究成果帮助人们更深入地认识相关疾病，并推动更多的药物研发，给治愈这些疾病带来希望。

路在何方：大脑定位和导航系统——2014年诺贝尔生理学或医学奖

2014年诺贝尔生理学或医学奖由英国神经生理学家约翰·奥基夫（John O'Keefe）、挪威神经生理学家梅-布里特·莫泽（May-Britt Moser）和爱德华·莫泽（Edvard I. Moser）共享，以表彰他们发现了构成大脑定位系统的细胞。他们的科学成就颠覆了我们以往对大脑认知功能的认识，揭示了大脑中的定位系统，即"脑内的GPS"，使我们能够对自身空间定位。

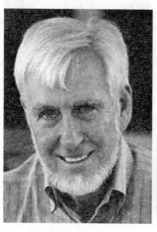 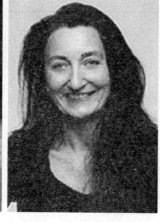 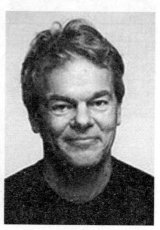

约翰·奥基夫　　　　　　梅-布里特·莫泽　　　　　　爱德华·莫泽

位置感和导航能力是大脑最基本也是最复杂的功能之一，我们依靠这些空间定位来识别和记忆周围环境，以找到路在何方。大脑是如何形成我们身体周边空间的地图，以及在复杂环境下是如何导航的？这些问题困扰了人们数个世纪。

1971年，约翰·奥基夫首先发现了大脑定位系统中的第一个成员——位于大脑海马区域的"位置细胞"。不同位置细胞的信息整合后，在大脑中构成了所处外部环境的脑内地图。位置细胞有空间记忆功能，当身处不同环境时，大鼠将环境的特征信息与不同位置细胞的位置信息加以比对，位置细胞发生重排调整，即重定位，形成空间位置记忆。位置细胞的重定位可以通过反复学习获得，一旦建立起来即形成稳定记忆。

然而，大脑如果仅仅依靠位置记忆还不足以进行空间定位和导航，正如同我们需要用经度和纬度来给地图上的每个地方一个独一无二的空间坐标，才能知道它的相对位置。2005年，梅-布里特·莫泽和爱德华·莫泽夫妇证明大鼠大脑中也存在类似的空间坐标机制，他们发现了大脑定位系统的另一个重要成分——位于大脑海马附近的内嗅皮质区域的"网格细胞"。网格细胞在大脑内构成一个独特的网络坐标系统，为大鼠的运动提供精确的空间定位和导航。网格细胞与负责其他定位的头部方位细胞、边界细胞有着广泛的联系，而它们又都与海马的位置细胞相互作用。这些细胞相互协作，共同组成一个神经回路，在大脑中构建起一套完善的空间定位系统，即脑内GPS。

约翰·奥基夫和莫泽夫妇对位置细胞、网格细胞空间坐标系统以及内嗅皮质作为空间定位计算中心的发现是一个重大的飞跃，大大拓展了我们对大脑空间认知功能的神经机制的理解，给我们的认识带来了全新的模式，即特殊细胞如何整合协同工作来执行更高级的认知功能。此后的几年中，研究者们陆续在大部分哺乳动物的大脑中都发现了与大鼠类似的空间定位系统。利用脑部成像技术以及对接受神经外科手术患者的研究，科学家们证明人脑中也存在位置细胞和网格细胞。空间位置记忆可以通过学习获得和巩固，被广泛应用到学习记忆机制的研究中。调查显示，每天穿梭于迷宫般街区的伦敦出租车司机的海马体积明显增大，提示长期反复强化学习可能使大脑中的定位系统更加灵敏高效。在阿尔茨海默病的早期，患者的海马和内嗅皮质常常受到累及，以致这些患者经常无法辨别周围环境而迷路。大脑定位系统的发现或许能帮助人们更多地了解这类疾病引起空间记忆缺失的机制，以便发掘更好的预防措施和治疗手段。

治虫有方：寄生虫病的新疗法——2015年诺贝尔生理学或医学奖

2015年诺贝尔生理学或医学奖由爱尔兰籍生物学家威廉·坎贝尔（William C. Campbell）、日本微生物学家大村智（Satoshi Ōmura）和中国药物学家屠呦呦共同分享，以表彰他们在寄生虫疾病治疗方面的卓越成就。

由寄生虫引发的疾病几千年来始终困扰着人类，构成重大的全球性健康问题，对世界最贫困地区人口的影响尤为严重。我们生活的世界中充满着各种肉眼不可见的微生物，有些对人体有益，而有些寄生虫对人类有害甚至致命。线虫是医学上非常重要的一类寄生虫，它影响着世界上1/3的人口，主要流行于撒哈拉以南的非洲地区、南亚、中美洲和南美洲。河盲症（即盘尾丝虫病）和

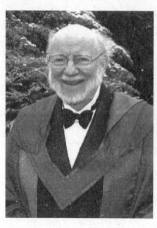
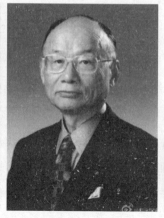
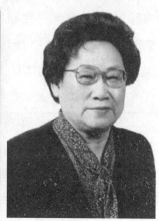

威廉·坎贝尔　　　　　　　大村智　　　　　　　　屠呦呦

象皮肿（即淋巴丝虫病）是两种最常见的由线虫引起的疾病，河盲症患者最终会因角膜慢性炎性反应而失明，淋巴丝虫病则会导致象皮肿和阴囊淋巴水肿等终身感染的症状。由于缺乏持久有效的治疗手段，全球上亿人口因此备受折磨。威廉·坎贝尔和大村智发现的抗线虫新药阿维菌素彻底改变了这种局面。经阿维菌素化学修饰而成的伊维霉素（即双氢阿维霉素）疗效增加，在非洲、拉美地区广泛用于治疗河盲症和淋巴丝虫病。

疟疾的存在几乎与人类的历史一样长久，是一种顽固威胁人类健康的寄生虫病。它是由一种单细胞寄生虫——疟原虫感染引起、经蚊子传播的疾病，疟原虫侵入红细胞，引起发热，严重时造成脑损伤和死亡。目前，每年有超过45万人被疟疾夺去生命，其中大多数是儿童。疟疾的传统治疗药物是氯喹或奎宁，但自20世纪60年代起，疟原虫对奎宁类药物产生了抗药性，致使疗效逐渐减弱，疟疾发病率再次上升。1969年，中国药物学家屠呦呦及其团队开始了中医药防治疟疾的研究，从2000多个方药中筛选出包含青蒿在内的几百个可能的抗疟中药。1971年，受到古代医书《肘后备急方》的启发，屠呦呦改用乙醚提取青蒿获得成功，使青蒿素的抗疟作用大大提高，达95%~100%，这一方法是发现青蒿的抗疟作用和进一步研究青蒿的关键。青蒿素在结构上完全不同于以往抗疟药，是一种新型药物，能够在疟原虫生长初期即迅速将其杀死，从而显示出高效的抗疟作用。

阿维菌素和青蒿素的发现开创了寄生虫疾病的新疗法，全球数亿人因此受益。阿维菌素的衍生物伊维菌素高效、广谱、不良反应小，且容易获取，目前被广泛应用于寄生虫病治疗，这一新疗法的发现也使得相关疾病濒于彻底根除。世界上每年约有2亿人感染疟疾，青蒿素及其衍生物能迅速消灭人体内疟原虫，对脑疟等恶性疟疾有很好的治疗效果。为了防止产生抗药性，目前普遍采用青蒿素与其他药物联合的复方疗法。青蒿素复方药物已经成为治疗疟疾的首选药物，它可以至少降低20%的总死亡率和30%的儿童死亡率，仅就非洲而言，这就意味着每年能拯救10万人的生命。

屠呦呦是第一位因为在中国本土进行的科学研究而获得诺贝尔生理学或医学奖的中国科学家。青蒿素的发现不仅开辟了一个抗疟新药，还证明了从传统药物获得确定化学成分药物的价值，以及用传统药物寻找全新化学结构药物、发现已有化合物的新用途。

降解和再利用：细胞自噬——2016年诺贝尔生理学或医学奖

2016年诺贝尔生理学或医学奖颁给了日本分子细胞生物学家大隅良典（Yoshinori Ohsumi），以表彰他揭示了细胞自噬的机制。

自噬是细胞成分降解和再循环利用的基本过程。自噬是吃掉自己的意思。这个概念最早在20世纪60年代被提出，人们在细胞内发现一种被称为自噬体的新型囊泡。尽管观察到自噬的现象，但由于研究困难重重，人们对自噬一直了解甚少。直到20世纪90年代初期，大隅良典应用酿酒酵母设计一系列精妙的实验，从而鉴定出自噬相关基因，才阐明了酵母的自噬机制，并证明了在人类的细胞中也存在类似的精密复杂机制。大隅良典的发现是人类理解细胞如何再循环利用自身成分的典型例子，使人们对细胞自噬在适应饥饿应激或感染应答等许多生理过程中的至关重要性有了全新认识。

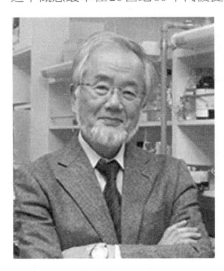

大隅良典

在大隅良典揭示了酵母自噬机制后，其他生物体包括人类细胞中的相似机制也很快得到验证。虽然自噬的概念为人所知已超过半个世纪，但是直到大隅良典的突破性反向设计研究，人们才认识到它在生理和医学上的至关重要性。自噬调节着细胞组分降解和再循环的重要生理功能。自噬能够快速提供能量燃料和细胞成分再生的组件，因此对于细胞在饥饿和其他应激状态下的应答反应不可或缺。机体感染后，自噬可以清除入侵细胞内的细菌和病毒；自噬在胚胎发育和细胞分化过程中也起重要作用；细胞还能利用自噬消除破损的蛋白质和细胞器，这种质量控制机制对于抵抗衰老带来的不良后果有举足轻重的作用。自噬紊乱与帕金森病、2型糖尿病和其他老年性疾病相关，自噬基因的突变将导致遗传性疾病，自噬异常也与癌症相关。针对多种疾病的自噬靶向性药物正在研发。

曾武威编译